A. Dormann, C. Heer, B. Isermann

Laborwerte

Arno Dormann, Christian Heer, Berend Isermann

Laborwerte

7. Auflage

Mitautor der 1.–4. Auflage: T. Wege, Bünde
Mitautor der 1.–5. Auflage: C. Luley, Magdeburg
Mitautor der 6. Auflage: F. Bock, Magdeburg

ELSEVIER

ELSEVIER

Hackerbrücke 6, 80335 München, Deutschland
Wir freuen uns über Ihr Feedback und Ihre Anregungen an books.cs.muc@elsevier.com

ISBN 978-3-437-22025-8
eISBN 978-3-437-09708-9

Alle Rechte vorbehalten
7. Auflage 2018
© Elsevier GmbH, Deutschland

Wichtiger Hinweis für den Benutzer
Ärzte/Praktiker und Forscher müssen sich bei der Bewertung und Anwendung aller hier beschriebenen Informationen, Methoden, Wirkstoffe oder Experimente stets auf ihre eigenen Erfahrungen und Kenntnisse verlassen. Bedingt durch den schnellen Wissenszuwachs insbesondere in den medizinischen Wissenschaften sollte eine unabhängige Überprüfung von Diagnosen und Arzneimitteldosierungen erfolgen. Im größtmöglichen Umfang des Gesetzes wird von Elsevier, den Autoren, Redakteuren oder Beitragenden keinerlei Haftung in Bezug auf jegliche Verletzung und/oder Schäden an Personen oder Eigentum, im Rahmen von Produkthaftung, Fahrlässigkeit oder anderweitig, übernommen. Dies gilt gleichermaßen für jegliche Anwendung oder Bedienung der in diesem Werk aufgeführten Methoden, Produkte, Anweisungen oder Konzepte.

Für die Vollständigkeit und Auswahl der aufgeführten Medikamente übernimmt der Verlag keine Gewähr.
Geschützte Warennamen (Warenzeichen) werden in der Regel besonders kenntlich gemacht (®). Aus dem Fehlen eines solchen Hinweises kann jedoch nicht automatisch geschlossen werden, dass es sich um einen freien Warennamen handelt.

Bibliografische Information der Deutschen Nationalbibliothek
Die Deutsche Nationalbibliothek verzeichnet diese Publikation in der Deutschen Nationalbibliografie; detaillierte bibliografische Daten sind im Internet über http://www.d-nb.de/ abrufbar.

18 19 20 21 22   5 4 3 2 1

Für Copyright in Bezug auf das verwendete Bildmaterial siehe Abbildungsnachweis.

Das Werk einschließlich aller seiner Teile ist urheberrechtlich geschützt. Jede Verwertung außerhalb der engen Grenzen des Urheberrechtsgesetzes ist ohne Zustimmung des Verlages unzulässig und strafbar. Das gilt insbesondere für Vervielfältigungen, Übersetzungen, Mikroverfilmungen und die Einspeicherung und Verarbeitung in elektronischen Systemen.

Um den Textfluss nicht zu stören, wurde bei Patienten und Berufsbezeichnungen die grammatikalisch maskuline Form gewählt. Selbstverständlich sind in diesen Fällen immer Frauen und Männer gemeint.

Planung: Dr. Andreas Dubitzky, München
Projektmanagement: Annekathrin Sichling, München
Redaktion: Alessandra Kreibaum, Bad Münder
Satz: abavo GmbH, Buchloe
Druck und Bindung: Drukarnia Dimograf Sp. z o. o., Bielsko-Biała/Polen
Umschlaggestaltung: SpieszDesign, Neu-Ulm
Titelfotografie: © stock.adobe.com/ janeness

Aktuelle Informationen finden Sie im Internet unter **www.elsevier.de**

Vorwort zur 7. Auflage

Das vorliegende Buch will die Orientierung in der Labordiagnostik und deren Interpretationen erleichtern. Es beantwortet die speziellen Fragen der täglichen Arbeit zuverlässig und bietet schnellstmöglichen Zugang zu den gesuchten Informationen. Die Praxis steht dabei im Vordergrund.

Die fachgerechte und qualitativ hochwertige unterstützende Labordiagnostik ist ein wesentlicher und nicht wegzudenkender Baustein bei der klinischen Behandlung von Patienten. Die Labormediziner und Mikrobiologen sind dabei Ansprechpartner und Ratgeber des klinisch tätigen Arztes. Ziel der Interaktion der klinisch tätigen Ärzte mit den diagnostisch tätigen Ärzten ist eine fach- und sachgerechte Durchführung einer hochwertigen und zielführenden Diagnostik. Dazu gehört die Vermeidung unnötiger und kostenintensiver Diagnostik. Diese Aspekte wurden bei der Überarbeitung erneut beachtet. Das Buch soll es erleichtern, eine kritische Auswahl der Untersuchungen nach ihrer klinischen Relevanz zu treffen. Zusätzlich haben wir Angaben zur sinnvollen Stufendiagnostik (Basisdiagnostik, erweiterte Diagnostik, sehr spezielle Diagnostik) gemacht. Das Buch kann aber den Dialog zwischen Labormediziner und klinisch tätigem Arzt nicht ersetzen – vielmehr soll es zum Dialog im Interesse einer optimalen Patientenversorgung ermutigen!

Nach dem großen Erfolg der ersten sechs Auflagen haben wir das Buch kritisch überarbeitet und Neuerungen hinzugefügt.

Wir wünschen viel Erfolg bei der täglichen Arbeit und hoffen auf einen intensiven und kritischen Dialog mit unseren Lesern.

Köln, Magdeburg und Nienburg, im Frühjahr 2018
Prof. Dr. med. A. Dormann
Prof. Dr. med. B. Isermann
Dr. med C. Heer

Danksagung

Wir bedanken uns:
- Bei allen Projektbeteiligten der Elsevier GmbH für die gute Zusammenarbeit
- Bei unseren Frauen und Kindern für die Geduld und Unterstützung
- Bei Herrn Dr. Thomas Wege und Herrn Prof. Claus Luley für ihre Mitarbeit an den Auflagen 1–4 bzw. 1–5
- Bei Herrn Bock für die Mitarbeit an der 6. Auflage
- Bei den Mitarbeitern des Instituts für Klinische Chemie und Pathobiochemie, Herrn Dr. Biemann, Frau Dr. Borucki, Frau Dr. Hoffmann, Frau Dr. Päge, Herrn Dr. Scheckenbach, Frau Zimmermann, für die Mitarbeit und die kritische Durchsicht des Textes

Köln, Magdeburg und Nienburg, im Frühjahr 2018
Prof. Dr. med. A. Dormann
Prof. Dr. med. B. Isermann
Dr. med C. Heer

Bedienungsanleitung

Das vorliegende Buch „Laborwerte" gibt als kleines Kitteltaschenbuch praktische Hilfe bei Entnahmetechniken (was ist worin an wen wie schnell zu senden), diagnostischen Problemen und beim Umgang mit Laborbefunden.

Die Laborwerte werden in alphabetischer Reihenfolge im Kernkapitel dieses Buches (▶ Kap. 2) abgehandelt. Den Tumormarkern (▶ Kap. 5), ihrem effizienten Einsatz sowie den klinisch bedeutsamen Funktionstests (▶ Kap. 4) und Infektionsserologien (▶ Kap. 3) sind jeweils eigene Kapitel gewidmet.

Über ein Griffregister am oberen seitlichen Rand findet man leicht in das gewünschte Kapitel. Im Kernkapitel befindet sich ein alphabetisches Griffregister.

Zahlreiche Querverweise helfen Platz und Zeit zu sparen und zeigen Zusammenhänge auf.

Sollte eine Untersuchung nicht unter dem nachgeschlagenen Stichwort zu finden sein, lässt sich der gewünschte Wert über den ausführlichen Index rasch finden. Dieser dient zusätzlich dazu, vom Krankheitsbild zur betreffenden Laboruntersuchung zu gelangen.

Bei der Auswahl der Laborwerte wurde auf die praktische klinische Relevanz geachtet und eine Wertung bewusst auch unter gesundheitsökonomischen Aspekten vorgenommen:

+	Basisdiagnostik
++	Erweiterte Diagnostik
+++	Spezielle Diagnostik bei speziellen Fragestellungen

Besonders teure Laboruntersuchung (mehr als 10–15 €):

+	€	Basisdiagnostik
++	€	Erweiterte Diagnostik
+++	€	Spezielle Diagnostik bei speziellen Fragestellungen

Adressen

Prof. Dr. med. Arno J. Dormann, Kliniken der Stadt Köln GmbH, Krankenhaus Holweide, Medizinische Klinik, Neufelder Str. 32, 51067 Köln

Dr. med. Christian Heer, Helios Kliniken Mittelweser, Klinik für Kardiologie und internistische Intensivmedizin, Ziegelkampstr. 39, 31582 Nienburg

Prof. Dr. med. Berend Isermann, Otto-von-Guericke-Universität Magdeburg, Medizinische Fakultät, Institut für Klinische Chemie und Pathobiochemie, Leipziger Str. 44, Haus 39, 39120 Magdeburg

Abkürzungen

↑	erhöht
↑ ↑	stark erhöht
↑ ↑ ↑	sehr stark erhöht
↓	erniedrigt
↓ ↓	stark erniedrigt
↓ ↓ ↓	sehr stark erniedrigt
Ag	Antigen
Ak	Antikörper
BAL	bronchoalveoläre Lavage
BU	Beurteilung
BZ	Blutzucker
d	Tag
DD	Differenzialdiagnose
DF	Durchführung
DIC	disseminierte intravasale Gerinnung
DIF	direkter Immunfluoreszenztest
dl	Deziliter
EDTA	Ethylendiamintetraessigsäure
EIA	Enzym-Immunoassay
ELISA	Enzyme-linked Immunosorbent Assay
E'Phorese	Elektrophorese
evtl.	eventuell
GFR	glomeruläre Filtrationsrate
ggf.	gegebenenfalls
h	Stunde(n)
HAH	Hämagglutinationshemmtest
HAV	Hepatitis-A-Virus
HBV	Hepatitis-B-Virus
HCV	Hepatitis-C-Virus
HDV	Hepatitis-D-Virus
HEV	Hepatitis-E-Virus
HGV	Hepatitis-G-Virus
HIV	Humanes Immundefizienzvirus
HWZ	Halbwertszeit
IB	Immunoblot
i. d. R.	in der Regel

X Abkürzungen

IE	Internationale Einheit(en)
IFT	(indirekter) Immunfluoreszenztest
Ig	Immunglobulin
IHA	indirekte Hämagglutination
i. L.	im Liquor
IND	Indikation(en)
i. P.	im Plasma
i. S.	im Serum
ISAGA	Immunosorbent Antigen Assay
IU	international unit(s)
i. U.	im Urin
J.	Jahre
KBR	Komplementbindungsreaktion
kg	Kilogramm
KG	Körpergewicht
LA	Latexagglutination
LPS-ELISA	Lipopolysaccharide Enzyme-linked Immunosorbent Assay
MA	Material und Patientenvorbereitung
MCH	Mean Corpuscular Hemoglobin
MCHC	Mean Corpuscular Hemoglobin Concentration
mCi	Millicurie
MCV	Mean Corpuscular Volume
Min.	Minute(n)
Mon.	Monat(e)
NaF	Natriumfluorid
NM	Nachweismethoden
NT	Neutralisationstest
Pat.	Patient(en)
PCR	Polymerasekettenreaktion
p. i.	post infectionem
QF	Querfinger
RB	Referenzbereich
RKI	Robert Koch-Institut
Sek.	Sekunde(n)
SIADH	Syndrom der inadäquaten ADH-Sekretion
SSW	Schwangerschaftswoche
Tbl.	Tablette(n)

u. a.	unter anderem, und andere
V.	Vena
v. a.	vor allem
V. a.	Verdacht auf
Vit.	Vitamin
WB	Westernblot
Wo.	Woche(n)
z. B.	zum Beispiel
Z. n.	Zustand nach

Abbildungsnachweis

Der Verweis auf die jeweilige Abbildungsquelle befindet sich bei allen Abbildungen im Werk am Ende des Legendentextes in eckigen Klammern. Alle nicht besonders gekennzeichneten Grafiken und Abbildungen © Elsevier GmbH, München.

A300	Reihe Klinik und Praxisleitfaden, Elsevier GmbH, Urban & Fischer Verlag, München
L106	H. Rintelen, Velbert
L157	S. Adler, Lübeck
L190	G. Raichle, Ulm

Inhaltsverzeichnis

1 Präanalytik 1
1.1 Rationelle Labordiagnostik 2
1.2 Stufendiagnostik 2
1.3 Fehlerquellen 3
1.3.1 Typische Fehler 3
1.3.2 Beeinflussende Faktoren 4
1.3.3 Einfluss durch Medikamente 4
1.4 Hautdesinfektion 5
1.4.1 Risikogruppe 1 (geringes Infektionsrisiko) 5
1.4.2 Risikogruppe 2 (mittleres Infektionsrisiko) 6
1.4.3 Risikogruppe 3 (höheres Infektionsrisiko) 6
1.4.4 Risikogruppe 4 (hohes Infektionsrisiko) 6
1.5 Materialien 6
1.5.1 Blut 6
1.5.2 Mittelstrahlurin (MSU) 8
1.5.3 24-h-Sammelurin 8
1.5.4 Katheterurin 9
1.5.5 Blasenpunktionsurin 9
1.6 Diäten 10

2 Laborwerteverzeichnis 11
2.1 Alphabetisches Verzeichnis der Laborwerte 12
2.2 Autoantikörper 139
2.2.1 Leber und Gallenwege 139
2.2.2 Kollagenosen 140
2.3 Humangenetik 141
2.3.1 Molekularbiologische Marker 141

3 Infektionen 155
3.1 Erregernachweis 156
3.1.1 Direkte Erregernachweise 156
3.1.2 Indirekte Erregernachweise 157
3.1.3 Praktisches Vorgehen 158
3.2 Alphabetisches Verzeichnis der Erreger 160

4 Funktionstests 187
4.1 Alphabetisches Verzeichnis der Funktionstests 188

5 Tumormarker 215
5.1 Diagnostischer Wert 216
5.2 Indikationsstufen 216
5.3 Organsysteme 217
5.3.1 Gastroenterologie 217
5.3.2 Pneumologie 217
5.3.3 Gynäkologie 218
5.3.4 Urologie 219
5.4 Alphabetisches Verzeichnis der Tumormarker 220

Index 227

1 Präanalytik

1.1	Rationelle Labordiagnostik	2
1.2	Stufendiagnostik	2
1.3	Fehlerquellen	3
1.4	Hautdesinfektion	5
1.5	Materialien	6
1.6	Diäten	10

1 Präanalytik

1.1 Rationelle Labordiagnostik

Erklärtes Ziel einer effizienten Labordiagnostik ist es, schnell und ökonomisch zur richtigen Diagnose zu gelangen und dabei den Pat. so wenig wie möglich zu belasten. Deshalb sollte Folgendes bedacht werden:
- Das „breite Screening" oder die „große Routine" (vor allem bei Tumormarkern) verursacht außer unnötigen Kosten häufig Folge- und Kontrolluntersuchungen mit noch widersprüchlicheren Befunden als zuvor. Dies gilt besonders für störanfällige Bestimmungen oder solche mit hoher physiologischer Schwankungsbreite und für Parameter mit ausgeprägter zirkadianer Rhythmik (z. B. Hormone). Besser ist es, einer sinnvollen Stufendiagnostik (▶ Kap. 1.2) zu folgen.
- Bei Kontrolluntersuchungen von pathologisch veränderten Werten sollte vorher die klinische Notwendigkeit mit möglichen diagnostischen oder therapeutischen Konsequenzen reflektiert und ein adäquates Zeitintervall ausgewählt werden. (Die meisten Kontrollen erfolgen zu früh.)
- Vor der Labordiagnostik stehen immer Anamnese und körperliche Untersuchung. Nur mit einer Verdachtsdiagnose im Kopf kann die richtige Diagnostik angeschoben werden.

1.2 Stufendiagnostik

Eine indikationsbezogene Diagnostik ist für die meisten Fragestellungen medizinisch ausreichend, ökonomisch akzeptabel und für den Pat. wenig belastend. Folgende **Basisuntersuchungen** sollten vorhanden sein:
- Rotes und weißes Blutbild, evtl. Differenzialblutbild.
- Gerinnungsparameter (Quick, PTT).
- Retentionsparameter (Harnstoff, Kreatinin).
- Elektrolyte (Na^+, K^+, Ca^{2+}).
- Transaminasen, Stoffwechselparameter (GPT, GOT, γ-GT, BZ, TSH, CK, Gesamtprotein).
- Inflammatorische Marker (CRP).
- Bei internistischen Pat. (Altersdurchschnitt > 50 J.) auch LDL-Cholesterin, Triglyzeride, Urinstatus.

Weitere Parameter können indikationsbezogen hinzugefügt werden, gehören jedoch nicht in ein primäres Laborprogramm. Beispiele sind:
- Bei Fieber unklarer Genese z. B. Procalcitonin, Elektrophorese, Blutkulturen und Urinkultur.

- Bei Lebererkrankungen z. B. Cholinesterase, AP, Bilirubin, GLDH, Ammoniak, Elektrophorese, Hepatitis-Serologie, Autoimmunmarker.
- Bei Nierenerkrankungen z. B. Cystatin C, endogene Kreatinin-Clearance, Harnsediment, Gesamteiweiß und Albumin im Urin.
- Bei Diabetes mellitus z. B. BZ nüchtern, HbA$_{1c}$, 24-h-Sammelurin auf Albumin.

> **CAVE**
> Die Labordiagnostik stellt eine Hilfestellung im klinischen Alltag dar; sie als Selbstzweck zu betreiben ist inakzeptabel!

1.3 Fehlerquellen

Scheinbare Fehlbestimmungen der Laborwerte basieren meist auf Fehlern, die schon während oder vor der Blutentnahme gemacht wurden. Für diese präanalytischen Fehler ist meist allein der abnehmende Arzt verantwortlich.

Insbesondere bei selten durchgeführten Analysen ist deshalb ein vorheriges Gespräch mit dem Laborarzt bezüglich der präanalytischen Bedingungen sinnvoll.

1.3.1 Typische Fehler

- Fehlende oder unzureichende Kennzeichnung der Probe mit Name, Vorname, Geburtsdatum und ggf. Entnahmezeitpunkt.
- Beschriftung von Deckeln oder alleinige Beschriftung von Verpackungen, die der Probe nach dem Entfernen nicht mehr eindeutig zuzuordnen sind.
- Inkomplett ausgefüllte Anforderungsformulare.
- Falsche Vorbereitung des Pat.:
  - Pat. nicht nüchtern gelassen bei Abnahme bestimmter Stoffwechselparameter (z. B. Glukose, Triglyzeride).
  - Nahrungskarenzen nicht eingehalten, z. B. serotoninarme Kost bei Bestimmung von Hydroxyindolessigsäure.
  - Medikationspausen nicht berücksichtigt, z. B. Betablocker bei Katecholamin-, ACE-Hemmer bei Renin-Bestimmungen.
  - Körperlichen Stress des Pat. nicht berücksichtigt bei Katecholaminbestimmungen.
  - Operative oder ärztliche Eingriffe vor Blutentnahmen nicht bedacht, z. B. bei PSA-, Prolaktin- oder Kortisolbestimmung.

- Falsche Materialabnahme: Falsches Volumen, falsches Röhrchen (im Zweifelsfall Rückfrage vor Entnahme!).
- Falsche Materiallagerung: Zu lange oder falsch, z. B. Blut für die NH_3-Bestimmung oder die Blutgasanalyse nicht bei +4 °C („Eiswasser").
- Nicht ausreichende Durchmischung bei Proben mit antikoagulatorischen Zusätzen oder Zellzerfall und falsch hohe Werte durch übermäßige Durchmischung, z. B. bei Kalium i. S.
- Kontamination des Materials bei mikrobiologischer Diagnostik, z. B. beim eigentlich nicht erforderlichen Nadelwechsel nach einer Blutkulturentnahme zum Beschicken der Medien.

1.3.2 Beeinflussende Faktoren

Ergebnisse von Laborwerten können in physiologischer Weise beeinflusst werden von:
- Geschlecht, Gravidität (z. B. rotes und weißes Blutbild).
- Alter (z. B. Blutgase, Fettstoffwechsel).
- Körpergewicht bzw. -oberfläche (glomeruläre Filtration → Kreatinin-Clearance).
- Zirkadianer Rhythmik (z. B. Hormone, v. a. Kortisol und Wachstumshormon).
- Stress, Operationen (z. B. Katecholaminstoffwechsel).
- Körperlage, Bettruhe (z. B. Aldosteron, Renin).

Weitere Einflussgrößen sind:
- Medikamente (▶ Abschn. 1.3.3).
- Chronischer Nikotinabusus (CO-Hb, Leukozyten und CEA erhöht).
- Intravenöser Drogenabusus (z. B. Urin-pH niedrig durch Ascorbinsäure, Kristallurie u. a. durch Talkum).
- Diäten (▶ Abschn. 1.6) und Essgewohnheiten (z. B. Eisen- und Vitaminstoffwechsel).

> **CAVE**
> Desinfizienzien (Blutalkoholbestimmung) oder Lokalanästhetika können Laborwerte verfälschen.

1.3.3 Einfluss durch Medikamente

▶ Tab. 1.1 zeigt beispielhaft, wie Laborwerte medikamentös beeinflussbar sind.

Tab. 1.1 Einfluss von Medikamenten auf Laborwerte

Laborwert	Medikamente (Auswahl)
Alkalische Phosphatase (AP)	↑: Allopurinol, Carbamazepin, Cotrimoxazol, Cyclophosphamid, Erythromycin, Goldpräparate, Isoniacid, Ketoconazol, Methotrexat, α-Methyldopa, Naproxen, Nitrofurantoin, Oxacillin, Papaverin, Penicillamin, Phenobarbital, Phenytoin, Primidon, Propylthiouracil, Ranitidin, Rifampicin, Sulfasalazin, Trimethoprim/Sulfamethoxazol, Valproinsäure, Verapamil
Valproinsäure	↓: Clofibrat, orale Kontrazeptiva
Bilirubin	↑: Acetylsalicylsäure, Androgene, Azathioprin, Captopril, Carbamazepin, Carbimazol, Chlorpromazin, Cotrimoxazol, Erythromycin, Goldpräparate, Halothan, Isoniacid, Methotrexat, α-Methyldopa, Naproxen, Nitrofurantoin, Paracetamol, Penicillamin, Phenytoin, Propylthiouracil, Ranitidin, Rifampicin, Trimethoprim/Sulfamethoxazol, Sulfasalazin
Cholesterin	• ↑: Thiaziddiuretika, orale Kontrazeptiva (außer Minipille) • ↓: Längerfristige Medikation mit Vitamin C (in vitro)
γ-GT	• ↑: Carbamazepin, Erythromycin, orale Kontrazeptiva (nicht Minipille), Oxacillin, Phenytoin • ↓: Fibrate
Harnsäure	• ↑: Thiazid- und Schleifendiuretika, Pyrazinamid, Nikotinsäureester, Ciclosporin • ↓: Allopurinol, Fenofibrat, Phenylbutazon, Azlocillin
Kreatinin	↑: Cimetidin, Cotrimoxazol, Pyrimethamin, Salicylate
Kalzium	• ↑: Tamoxifen • ↓: Lithium, Propranolol

1.4 Hautdesinfektion

1.4.1 Risikogruppe 1 (geringes Infektionsrisiko)

Indikationen: Intrakutane, subkutane und intravenöse Injektionen und Blutentnahmen.
Durchführung: Hautdesinfektionsmittel auftragen (Spray oder Tupfer). Einwirkzeit mindestens 15 Sek.

> **CAVE**
> Hände- und Hautdesinfektionsmittel sind nicht das Gleiche: Erstere (z. B. Sterilium®) enthalten rückfettende Zusätze, die bei der Hautdesinfektion stören, weil Pflaster darauf schlechter haften.

1.4.2 Risikogruppe 2 (mittleres Infektionsrisiko)

Indikationen: Dialyseshunt-, Port-, Lumbal-, Pleura- und Aszitespunktionen, diagnostische Blasenpunktionen.
Durchführung: Hautdesinfektionsmittel auftragen (Spray oder sterile Tupfer). Einwirkzeit 60 Sek., auf talgdrüsenreicher Haut 10 Min. Bei der Punktion keimarme oder sterile Handschuhe tragen.

1.4.3 Risikogruppe 3 (höheres Infektionsrisiko)

Indikationen: Organpunktionen, Amniozentese, Anlage eines suprapubischen Blasenkatheters, Spinalanästhesie im Single-Shot, Beckenkammpunktionen, Gelenkpunktionen.
Durchführung: Hautdesinfektionsmittel auftragen (Spray oder sterile Tupfer). Einwirkzeit 60 Sek., auf talgdrüsenreicher Haut 10 Min. Punktionsstelle mit sterilem Lochtuch abdecken. Sterile Handschuhe und Mundschutz tragen.

1.4.4 Risikogruppe 4 (hohes Infektionsrisiko)

Indikationen: Anlage von zentralen Venenkathetern, Thoraxdrainagen, spinalen oder epiduralen Kathetern, PEG-Sonden.
Durchführung: Hautdesinfektionsmittel auftragen (Spray oder steriler Tupfer). Einwirkzeit 60 Sek., auf talgdrüsenreicher Haut 10 Min. Punktionsstelle mit sterilem Lochtuch abdecken. Sterile Handschuhe, sterilen Kittel, Haube und Mundschutz tragen.

1.5 Materialien

1.5.1 Blut

Materialgewinnung
- Standardisierte Entnahmesets verwenden.
- Immer zur gleichen Zeit (ca. 7.00–8.00 Uhr) abnehmen (Ausnahmen bei zirkadianen Werten, z. B. Kortisol). Medikamentenspiegel

i. d. R. vor der morgendlichen Einnahme (bzw. im Talspiegel) bestimmen.
- Maximal 2 Min. stauen: 10–20 mmHg unter diastolischem RR-Niveau (Radialispuls bleibt palpabel).
- Schnelle Aspiration (Gefahr der Hämolyse) und Paravasate vermeiden. Bei Problemen, eine geeignete Vene zu finden, ggf. große Vene (z. B. V. femoralis) punktieren oder Kollegen rufen.
- Zu starke Gewebekompression bei Kapillarblutentnahme vermeiden (Verdünnung durch Extrazellularflüssigkeit).
- Auf passende Röhrchenzusätze achten (▶ Tab. 1.2)
- Proben mit antikoagulatorischen Substanzen vorsichtig durch mehrmaliges Schwenken durchmischen (bei Fertigsystemen kaum problematisch).

Tab. 1.2 Röhrchenzusätze		
Blutbestandteil	**Röhrchenzusatz**	**Einsatzbeispiel**
Serum	Plastikkügelchen	Serologie, Kreuzprobe, Eiweißelektrophorese, klinische Chemie
Plasma	Natriumzitrat	Gerinnungstests
	Lithiumheparin	Klinische Chemie; besonders vorteilhaft bei mit Heparin behandelten Pat. (keine „Nachgerinnung")
	Natriumfluorid	Laktat, Glukose
Vollblut	EDTA	Hämatologie (für Zellzählungen obligatorisch, z. B. Blutbild)

Materialverarbeitung
- Material rasch verarbeiten oder versenden (< 30 Min.).
- Besondere Versandvorschriften beachten (gerade bei teuren Spezialuntersuchungen essenziell, da Doppeluntersuchungen die Kosten verdoppeln). Beispiele:
  - Komplementaktivität sinkt in vitro bei zu langen Versandzeiten.
  - Durch zu spätes Abseren kommt es zur Hämolyse (LDH ↑, K^+ ↑).
  - Zu lange Versandzeiten bedingen stoffwechselbedingte Veränderungen (z. B. senkt der Erythrozytenstoffwechsel den BZ).

- Besonderheiten:
  - Humorale Immuntests (Antikörper, Komplement, lösliche Zyto- und Chemokine): Sofort Serum oder Plasma abzentrifugieren und tiefgefrieren.
  - Zelluläre Immuntests (Phänotypisierung, Funktionstests): Sofort ins Labor bringen, keine Kühlung der Materialien!
  - PCR-Diagnostik: Heparinhaltige Medien schlecht oder ungeeignet (Inhibitor der PCR).

1.5.2 Mittelstrahlurin (MSU)

Indikationen
Methode der Wahl für orientierende bakteriologische Urinuntersuchung und für qualitative Untersuchungen (z. B. Urinstix).

Materialgewinnung
Geeignet ist **Morgenurin** (hohe Keimzahlen); letzte Miktion vor mindestens 3 h.
- Probeentnahme vor Beginn der Antibiotikatherapie; Kontrolluntersuchung durchführen, falls innerhalb von 3 d keine Besserung eintritt.
- Vorgehen:
  - Hände mit Seife waschen und mit Einweghandtuch abtrocknen.
  - Genitale (v. a. bei Frauen) mit in sauberes Wasser getauchten Tupfer reinigen, dann mit zweitem Tupfer in gleicher Weise nachreinigen.
  - Erste Urinportion (ca. 50 ml) in die Toilette oder ein Gefäß entleeren, dann – ohne den Harnstrahl zu unterbrechen – etwa 5 ml Harn im sauberen und vorher griffbereit abgestellten Transportgefäß auffangen. Verschluss aufsetzen und entweder Probe bis zum Transport im Kühlschrank bei 4 °C lagern oder in vorgefertigten Nährmedienträger (z. B. Uricult®) eintauchen und bei 37 °C bebrüten.

Materialverarbeitung
Besonderheiten:
Porphyrine i. U.: Lichtschutz (Probe in abgedunkeltem Gefäß sammeln).

1.5.3 24-h-Sammelurin

Indikationen
Für quantitative Untersuchungen (z. B. Elektrolytausscheidung).

Materialgewinnung
- In sauberem Gefäß sammeln. Gelegentlich sind Spezialgefäße erforderlich oder spezielle Reagenzien vorzulegen, Laborarzt fragen.
- Intervall (i. d. R.):
  - 8:00 Uhr Tag 1 = Beginn.
  - 8:00 Uhr Tag 2 = Ende.
- Vor Sammelbeginn Blase leeren, Urin verwerfen.
- Gesamtmenge notieren.
- Vom gut durchmischten Urin erforderliche Menge zur Untersuchung abgeben.

1.5.4 Katheterurin

Indikationen
Einwandfreie Gewinnung von Mittelstrahlurin nicht möglich, Blasenpunktion kommt nicht in Betracht.

Materialgewinnung
- Grundsätzlich Einwegkatheter verwenden.
- Sorgfältige Reinigung des Genitales vor dem Eingriff (▶ Kap. 1.5.2). Einmalkatheterisierung unter sterilen Kautelen wie bei der Dauerkatheterisierung.
- Risiko einer Keimeinschleppung wird v. a. bei der Frau nur dann ausreichend gemindert, wenn spezielle Untersuchungseinrichtungen (gynäkologischer Untersuchungsstuhl) zur Verfügung stehen.
- Dauerkatheterträger: Urin keinesfalls aus Urinbeutel entnehmen. Dauerkatheter haben oftmals eine Urinableitstelle, an der sich Urin mithilfe einer Spritze steril ansaugen lässt.

1.5.5 Blasenpunktionsurin

Sicherste Grundlage eines aussagekräftigen mikrobiologischen Befunds. Gefahr der Kontamination des Urins nahezu ausgeschlossen.

Indikationen
- Keine einwandfreie Gewinnung von Mittelstrahl- und Katheterurin (z. B. bei Phimose).
- Wiederholt uneinheitliche bakteriologische und zelluläre Befunde, Mischinfektionen. Blasenpunktion setzt gefüllte Blase voraus.

Materialgewinnung
- Hautdesinfektion gemäß Risikogruppe 2 im Bereich der Punktionsstelle.
- Punktionsstelle 1–2 QF oberhalb der Symphyse, Stichrichtung senkrecht zur Hautoberfläche.
- Stufenweise Infiltration des Subkutangewebes und der vorderen Blasenwand mit einem Lokalanästhetikum (z. B. Lidocain, Mepivacain). Keine Injektion in die Blase, da Lokalanästhetika bakterizid sind!
- Punktion der Harnblase; nach Punktion Kanüle rasch zurückziehen und Punktionsstelle einige Min. mit Tupfer komprimieren.
- Bei pädiatrischen Pat. Punktionsstelle max. 0,5–1 cm oberhalb der Symphyse.

1.6 Diäten

Bei einigen Untersuchungen muss der Pat. vorab über ein bestimmtes Intervall eine definierte Nahrungsvorschrift einhalten, z. B. bei Bestimmungen von Katecholaminen und Serotonin (▶Kap. 2.1), beim oralen Glukosetoleranz-Test (▶Kap. 4) und bei der Fettstoffwechseldiagnostik.

2 Laborwerteverzeichnis

2.1	Alphabetisches Verzeichnis der Laborwerte	12
2.2	Autoantikörper	139
2.3	Humangenetik	141

2.1 Alphabetisches Verzeichnis der Laborwerte

ACE ++

Synonyma: Angiotensin Converting Enzyme, Angiotensinkonversionsenzym.

- **RB** 15–80 mU/ml (abhängig von Bestimmungsmethode).
- **MA** Serum, Heparinplasma.
- **DD** Verlaufsparameter zur Beurteilung der Krankheitsaktivität einer Sarkoidose.
  - ↑: Sarkoidose (und andere Granulomatosen), Hyperthyreose, HIV-Infektion, chronische Lungenerkrankungen, Plasmozytom, Speicherkrankheiten.
  - ↓: Medikation mit ACE-Hemmern, nicht jedoch mit AT_1-Rezeptor-Antagonisten.

Acetylcholinrezeptor-Antikörper +++

- **RB** ≤ 0,4 nmol/l.
- **MA** Serum.
- **!** Es gibt starke individuelle Unterschiede zwischen den Ak der Pat. und den zugehörigen Epitopen auf dem Acetylcholinrezeptor. Darauf (fehlende Kreuzreaktivität mit Bungarotoxin, dem Ag in den Nachweisverfahren) beruht möglicherweise der im Einzelfall negative Test.
- **DD**
  - Positiv bei mehr als 90 % der Fälle von generalisierter Myasthenie. Die absolute Titerhöhe korreliert nicht mit der Schwere der Erkrankung, jedoch korreliert der individuelle Titerverlauf mit der Krankheitsaktivität.
  - In niedrigen Titern bei ca. 70 % der Fälle von okulärer Myasthenie positiv.

ACTH +++

Synonym: Adrenokortikotropes Hormon.

RB **Erwachsene:**
- 8:00–9:00 Uhr: 5–60 ng/l.
- 24:00 Uhr: < 10 ng/l.

MA EDTA-Plasma, Li-Heparinat-Plasma.
Der Transport ins Labor sollte schnellstmöglich und gekühlt erfolgen. Gegebenenfalls auf die laborspezifischen Anforderungen (tiefgefrorener Versand von Plasma) achten. Wegen der zirkadianen Rhythmik mit morgendlichen Höchstwerten um 8:00 Uhr abnehmen.

! Parallelbestimmung von ▶Kortisol empfehlenswert.

DD
- ↑↑↑: Morbus Addison (primäre Nebennierenrinden-Insuffizienz).
- ↑↑: Ektope ACTH-Produktion, z. B. bei Bronchialkarzinom.
- ↑: Zentraler Morbus Cushing.
- ↓: Cushing-Syndrom bei Nebennierenrinden-Autonomie/-tumor, Hypopituitarismus.
- Bei veränderten Werten ist für die Interpretation die parallele Bestimmung von Kortisol indiziert. Erhöhte Werte lassen sich durch endokrinologische Funktionstests (z. B. CRH- oder Dexamethason-Suppressionstest) weiter abklären (▶Kap. 4).

ADH +++

Synonyma: Antidiuretisches Hormon, Vasopressin.

RB ≤ 6,7 pg/ml.

MA EDTA-Plasma.

Das Blut unmittelbar vor der Untersuchung im untersuchenden Labor abnehmen oder innerhalb von 30 Min. nach Abnahme zentrifugieren und das Plasma bis zur Untersuchung einfrieren.

Nach Möglichkeit alle Medikamente mindestens 48 h vor der Blutentnahme absetzen. Beeinflussung durch Alkohol, Kaffee, Tee; diese Substanzen müssen 48 h vor der Blutentnahme gemieden werden.

! Eine Vielzahl von Medikamenten beeinflusst die ADH-Ausschüttung, u. a. Phenytoin, Lithium, Methylxanthine (Theophyllin, Koffein, Theobromin) sowie sämtliche Medikamente mit Einfluss auf Herz-Kreislauf-System, Wasser- und Elektrolythomöostase. Um zu interpretierbaren Ergebnissen zu kommen, sind daher alle Medikamente 48 h vor der Untersuchung abzusetzen, sofern dies nicht kontraindiziert ist.

Eine Interpretation ist nur möglich in Kenntnis von Serum- und Urinosmolalität sowie Blutdruck und Hydratationszustand zum Zeitpunkt der Blutentnahme. Diese Parameter müssen daher parallel bestimmt werden.

Bei V. a. Diabetes insipidus: Durchführung eines Durstversuchs (▶ Kap. 4) und ggf. ADH-Bestimmung im Rahmen des Durstversuchs. In der Regel ermöglicht ein korrekt durchgeführter Durstversuch die Diagnose eines Diabetes insipidus ohne ADH-Bestimmung.

Bei V. a. SIADH: Patient unmittelbar vorher 1.500 ml Wasser trinken lassen, sofern nicht kontraindiziert (dadurch Suppression der ADH-Sekretion).

DD
- ↑: Akute intermittierende Porphyrie, Lungenerkrankungen, Lebererkrankungen, Hirnerkrankungen, paraneoplastisch, v. a. bei Bronchialkarzinom, aber auch bei anderen Malignomen.
- ↓: Diabetes insipidus: Diabetes insipidus centralis, Alkoholismus, nephrotisches Syndrom, psychogene Polydipsie.

Adrenalin im Plasma, im Urin +++

RB
- **Plasma:** 30–85 ng/l (165–468 pmol/l).
- **Urin:** Altersabhängig.
  - *Erwachsene:* 4–20 µg/24 h (22–110 nmol/l, Sammelurin).
  - *Kinder* (Spontanurin):
    - < 2 J.: < 75 µg/g Kreatinin (< 47 nmol/mmol Kreatinin).
    - 2–8 J.: < 35 µg/g Kreatinin (< 22 nmol/mmol Kreatinin).
    - 9–16 J.: < 25 µg/g Kreatinin (< 16 nmol/mmol Kreatinin).

MA 24-h-Sammelurin auf 10 ml Salzsäure 25 % (Rücksprache Labor). Urin vor Entnahme des Aliquots gut mischen. Bei Kindern erfolgt die Untersuchung im angesäuerten Spontanurin. Schwere körperliche Aktivität meiden. Wenn möglich, keine Barbiturate, Salicylate, Antihypertonika mit Beeinflussung der Adrenalinausschüttung (8 d Therapiepause). Keine Röntgenkontrastmittel, die während der Sammelperiode über die Niere ausgeschieden werden.
Diät: Verzicht auf Alkohol, Kaffee, Tee, Vit. B, Bananen.
Bestimmung im Plasma: Pat. muss nach Legen eines venösen Zugangs 30 Min. liegen.

! Für ein Screening ist die Bestimmung der Abbauprodukte Normetanephrin und Metanephrin, vorzugsweise im 24-h-Sammelurin, ausreichend. Nur bei unklaren Befunden ist eine weitere Bestimmung von Katecholaminen indiziert.

DD
- ↑↑: Phäochromozytom, Neuroblastom, Ganglioneurom, schwere arterielle Hypertonie.
- ↑: Karzinoid, Cushing-Syndrom, akuter Myokardinfarkt.
- Katecholamine und ihre Abbauprodukte können trotz eines Phäochromozytoms normal sein, wenn außerhalb einer Blutdruckkrise gesammelt wurde.
- Deutlich niedrigere Grenzwerte bei Kindern und Säuglingen, wichtig in der Neuroblastomdiagnostik.
- Freie Metanephrine im Plasma.
  - ▶ Dopamin im Urin.
  - ▶ Noradrenalin im Urin.
  - ▶ Homovanillinsäure im Urin.

Albumin im Liquor

- **RB** 10–35 mg/dl (0,1–0,35 g/l).
  Quotient Albumin i. S. / Albumin i. L. ≤ 0,007.
- **MA** 1 ml Liquor.
- **!** Die Bestimmung der Liquorkonzentration allein ist nicht hilfreich, zur Berechnung des Serum-Liquor-Quotienten ist die parallele Bestimmung von ▶ Albumin im Serum notwendig.
- **DD** ↑: Störungen der Blut-Liquor-Schranke.
  ▶ Liquoranalyse.
  ▶ IgG im Liquor.

Albumin im Serum

- **RB** 3,7–5,3 g/dl (37–53 g/l).
- **MA** 1 ml Serum.
- **DD** ↑: Pseudohyperalbuminämie bei Exsikkose.
  ↓: Enteraler oder renaler Proteinverlust, Verbrennungen mit dermalem Proteinverlust, Malabsorption, akute und chronische Infektionen, maligne Erkrankungen, Leberzirrhose, Schwangerschaft, hereditäre An- bzw. Hypalbuminämie.

Albumin im Urin +++

RB
- ≤ 20 mg/l.
- ≤ 20 mg/g Urin-Kreatinin
- ≤ 30 mg/24 h.

MA 24-h-Sammelurin, bei Bezug auf Kreatinin i. U.: Morgenurin.

DD ↑: Geschädigter glomerulärer Filter: Frühsymptom bei diabetischer Nephropathie. Zusammen mit anderen Proteinen bei anderen Erkrankungen der Niere und ableitenden Harnwege. Zur weiteren Differenzierung der Harnproteine ▶ Disk-Elektrophorese durchführen.
- Diagnose einer Mikroalbuminurie, wenn 2 von 3 sukzessiven Messungen erhöht sind.
- Diagnose einer Makroalbuminurie bei Werten > 200 mg/l oder > 300 mg/24 h.
- Der Bezug des Albumins im Urin auf das Kreatinin im Urin wird häufig bevorzugt, da so Ungenauigkeiten beim Urinsammeln teilweise korrigiert werden können.

Aldosteron im Serum +++

RB
- **Liegend:** 12–150 ng/l.
- **Stehend:** 40–310 ng/l.

MA Serum, EDTA-Plasma.
Bettruhe mindestens 2 h vor Blutentnahme, 2- bis 6-facher Anstieg nach 2 h Orthostase (auch Bestimmung unter Orthostase möglich).Wenn nicht kontraindiziert, 8 Tage vor dem Test Antihypertensiva, Diuretika, Betablocker, Laxanzien, Kortikosteroide, Antidepressiva und 3 Wo. vorher Aldosteronantagonisten absetzen.

DD ↑: Hyperaldosteronismus (zur Differenzierung primär/sekundär ▶ Reninaktivität im Plasma [Aldosteron-Renin-Ratio] bestimmen), Schwangerschaft, (Pseudo-)Bartter-Syndrom, ggf. beim Cushing-Syndrom oder adrenogenitalem Syndrom.
↓: Nebennierenrinden-Insuffizienz, Hypopituitarismus.

Alkalische Phosphatase +++

Synonym: AP.

RB
- **Erwachsene:** 30–120 U/l (jeweils Gesamt-AP).
- **Kinder** (hier hauptsächlich Knochenisoenzym):
  - Bis 12 Mon: 89–370 U/l.
  - Bis 3 J.: 91–334 U/l.
  - Bis 6 J.: 97–316 U/l.
  - Bis 11 J.: 120–340 U/l.
  - Bis 18 J.: 49–328 U/l.

MA Serum, Plasma.
Im Einzelfall postprandiale Erhöhung der Darm-AP möglich, daher möglichst 12-stündige Nahrungskarenz.

! Bei unklarer Veränderung Auftrennung der Isoenzyme. Dies ist jedoch selten indiziert, da Differenzierung meistens durch parallele Bestimmung von ▶γ-GT und ▶Leucin-Aminopeptidase im Serum (LAP) möglich.
Falsch erhöhte Werte bei Einnahme von: Allopurinol, Carbamazepin, Cotrimoxazol, Cyclophosphamid, Erythromycin, Goldpräparaten, Isoniacid, Ketoconazol, Methotrexat, α-Methyldopa, Naproxen, Nitrofurantoin, Oxacillin, Papaverin, Penicillamin, Phenobarbital, Phenytoin, Primidon, Propylthiouracil, Ranitidin, Rifampicin, Trimethoprim/Sulfamethoxazol, Sulfasalazin, Valproat, Verapamil.

DD
- **Leber-AP über 120 U/l:** Hepatozelluläre Schädigung.
- **Gallengang-AP:** Cholestase, Cholangiokarzinom, hepatozelluläres Karzinom, Leberfiliae.
- **Knochen-AP über 90 U/l: Knochenstoffwechsel-Erkrankungen, z. B.** Osteodystrophia deformans (Morbus Paget), Rachitis, Osteomalazie, Hyperparathyreoidismus, Fraktur, Osteomyelitis, maligne Erkrankungen, physiologisch im Wachstum.
- **Plazenta-AP:** Evtl. bei malignen Erkrankungen, physiologisch im letzten Schwangerschaftsdrittel.
- **Dünndarm-AP über 90 U/l:** Leberzirrhose, Cholestase, chronische Hämodialyse, entzündliche Dünndarmerkrankungen, bei Blutgruppe B und 0 physiologisch möglich.

AMA +++ €

Synonyma: Antimitochondriale Ak, antimikrosomale Ak.
RB < 1 : 40.
MA Serum.
! 9 Subtypen (M_1–M_9) gegen verschiedene mitochondriale Ag bekannt, in unklaren Fällen Subtypisierung durchführen lassen.
DD
- ↑↑: Fast alle Fälle von primär biliärer Zirrhose (Anti-M_2, hochspezifisch, Anti-M_4 und Anti-M_9).
- ↑: Lues II (Anti-M_1), systemischer Lupus erythematodes (Anti-M_5), medikamenteninduzierter Lupus (Anti-M_3); Überlappungssyndrom von primär biliärer Zirrhose und chronisch aktiver Hepatitis (Anti-M_4); Kardiomyopathie (Anti-M_7).
- Evtl. unspezifisch positiv bei Personen mit Kontakt zu Pat. mit primär biliärer Zirrhose; diese Ak richten sich gegen die gleichen Proteine wie Anti-M_2- bis Anti-M_4- oder Anti-M_9-Ak, allerdings gegen andere Epitope, sog. NOMA (natural occuring mitochondrial antibodies)(▶ Tab. 2.15).

δ-Aminolävulinsäure im Urin +++

Synonyma: 5-ALA, ALS.
RB < 6,5 mg/24 h (< 50 µmol/24 h).
MA ▶ 24-h-Sammelurin ohne Zusätze. Urin im lichtgeschützten Gefäß sammeln und versenden, Urinvolumen angeben.
DD ↑: Bleiintoxikation, akute intermittierende Porphyrie, Porphyria variegata (in akuter Krankheitsphase), hereditäre Koproporphyrie.
Zur Differenzialdiagnose ▶ Porphyrine im Urin.

Ammoniak im Plasma

RB	- **Frauen:** 19–82 µg/dl (11,2–48,2 µmol/l).
	- **Männer:** 25–94 µg/dl (14,7–55,3 µmol/l).
	- **Neugeborene:**
	– 1. Lebenstag: < 245 µg/dl (< 144 µmol/l).
	– 5.–6. Lebenstag: < 228 µg/dl (< 134 µmol/l).
MA	EDTA- oder Heparinplasma, Blutentnahme in gekühltes Röhrchen (+4 °C) oder sofortige Aufbereitung in Kühlzentrifuge und Plasma tiefgefrieren.
DD	↑: Portosystemische Enzephalopathie, höher bei Leberausfallkoma als bei Leberzerfallskoma, hereditäre Hyperammonämien, hochdosierte Chemotherapie.

α-Amylase im Serum

RB	40–130 U/l.
MA	Serum oder Heparinplasma.
!	Bei unklaren Erhöhungen Auftrennung in Pankreas- und Parotisisoenzym möglich, aber selten indiziert, da Differenzierung durch Parallelbestimmung von ▶ Lipase im Serum meistens problemlos.
DD	↑: Pankreatitis, Pankreasaffektionen, Parotitis, Parotisaffektionen, Makroamylasämie, Niereninsuffizienz, Schwangerschaft, chronisch entzündliche Darmerkrankungen.
	Bei unklaren Veränderungen Amylase i. U. bestimmen.

ANA   +++ €

Synonyma: Antinukleäre Ak, ANF (antinukleäre Faktoren).

RB ≤ 1 : 160.

MA Serum.

! Heterogene Gruppe von Autoantikörpern gegen verschiedene nukleäre Ag, Suchtest bei V. a. Autoimmunerkrankungen.

DD
- ↑: Kollagenosen: Systemischer Lupus erythematodes, diskoider Lupus erythematodes, Sjögren-Syndrom, Sklerodermie, Sharp-Syndrom (mixed connective tissue disease), medikamentös induzierter Lupus, rheumatoide Arthritis, Polymyositis, Dermatomyositis (≤ 50 %).
- Fakultativ ↑: Chronische Hepatitis (ca. 30 %), primär biliäre Zirrhose (25–40 %), chronische Hämodialyse, bei Gesunden > 60 J. (≤ 25 %).
- Autoantikörper bei Kollagenosen (▶ Tab. 2.16).

ANCA +++ €

Synonym: Anti-neutrophile zytoplasmatische Ak.

- **RB** ≤ 4.
- **MA** Serum.
- **!** Die Ak richten sich gegen 2 verschiedene zytoplasmatische Ag in neutrophilen Granulozyten: Myeloperoxidase (= Anti-MPO = pANCA = ANCA mit perinukleärem Fluoreszenzmuster) und Proteinase 3 (= PR3-ANCA = cANCA = ANCA mit zytoplasmatischem Fluoreszenzmuster). Atypische ANCA (= xANCA) ohne charakterisiertes Zielantigen treten bei der Colitis ulcerosa und der primär sklerosierenden Cholangitis auf.
- **!** Fehlender Nachweis von ANCA schließt eine Vaskulitis nicht aus!
- **DD**
  - **Wegener-Granulomatose:** Bei 90 % Nachweis von cANCA, bei 10 % Nachweis von pANCA; z. T. pulmorenales Syndrom.
  - **Panarteriitis nodosa:** Häufig auch ANA, Rheumafaktor, oft Nachweis von HBsAg bzw. Anti-HBs, Hepatitisserologie (▶ Kap. 3.2).
  - **Churg-Strauss-Syndrom:** Bei 60 % Nachweis mindestens eines der beiden Autoantikörper, meist pANCA; Eosinophilie.
  - **Mikroskopische Polyangiitis:** Bei 50 % Nachweis mindestens eines der beiden Autoantikörper; häufig pulmorenales Syndrom.
  - **Fakultativ:** Colitis ulcerosa (75 %), primär sklerosierende Cholangitis (75 %), primär biliäre Zirrhose (30 %), Morbus Crohn (20 %), evtl. Autoimmunhepatitis Typ 1 (▶ Tab. 2.16).
  - Falsch-positive cANCA werden bei floriden Infektionen (Pneumonie, HIV) und monoklonaler Gammopathie gefunden.
  - Positive pANCA werden auch bei chronisch entzündlichen Darmerkrankungen und Autoimmunhepatitis nachgewiesen.

Antikörper-Suchtest ++

- **RB** Negativ.
- **MA** Vollblut.
- **!** Obligat in der Schwangerenvorsorge und bei der Blutgruppenserologie.
- **DD** Bei positivem Test Untersuchung in der 27. SSW wiederholen, ggf. Untersuchung auf Ak gegen Erythrozyten des Kindsvaters.

  Nachgewiesen werden normalerweise nicht vorkommende = irreguläre Antikörper gegen definierte Ag auf Testerythrozyten.
  - ▶ Coombs-Test.
  - ▶ Donath-Landsteiner-Hämolysine.
  - ▶ Kälteagglutinine.

Antithrombin +

Synonym: AT III.

- **RB** Aktivität: 80–120 %.
- **MA** Zitratblut, sofortige Verarbeitung im Labor (sofortiger Versand und Bestimmung innerhalb von 4 h) oder sofortige Zentrifugation und Versand des tiefgefrorenen Plasmas.
- **DD**
  - ↑: Cholestase, Therapie mit Kumarinderivaten, Akutphaseprotein.
  - ↓: Sehr früher Marker der Verbrauchskoagulopathie; obligate Untersuchung bei V. a. disseminierte intravasale Gerinnung (▶ D-Dimer, ▶ Fibrinogen), Therapie mit Heparin, Einnahme von Ovulationshemmern, Lebersynthesestörung, nephrotisches Syndrom, hereditärer AT-Mangel.
  - Bei V. a. hereditären AT-Mangel sind Mehrfachbestimmungen obligat, evtl. in größerem zeitlichem Abstand.
  - Bei der Diagnostik der Thrombophilie ist die Bestimmung der AT-Aktivität notwendig, da auch bei normaler Konzentration funktionelle Defekte nicht auszuschließen sind.

α₁-Antitrypsin +++

Synonyma: AAT, α₁-Protease-Inhibitor (α₁PI).

- **RB**
  - 190–350 mg/dl.
  - Im Kindesalter höhere Werte, ca. 150–400 mg/dl.
- **MA** Serum.
- **!** Bei V. a. α₁-Antitrypsin-Mangel (falls keine pathologische Elektrophorese vorliegt, ist kein Test notwendig) sollte eine Phänotypisierung erfolgen, um die Notwendigkeit einer Substitution abschätzen zu können. Die Aktivität sollte sicher über 35 % der Norm liegen. Parallel ▶ CRP mitbestimmen, um eine interkurrente Entzündung auszuschließen.
- **DD**
  - ↑: Entzündungen als Akutphaseprotein.
  - ↓: Icterus neonatorum prolongatus, kindliche Leberzirrhose, kindliche Lungenerkrankung, Leberzirrhose Erwachsener, Lungenemphysem Erwachsener.

APC-Resistenz ++

Synonyma: Resistenz von Faktor V (Proakzelerin) gegenüber der Spaltung durch aktiviertes Protein C.

- **RB** > 1,9 (herstellerabhängig).
- **MA** Zitratblut.
- **DD**
  - APC-Ratio < 2,3 und > 1,5: *Heterozygote* Faktor-V-Mutation oder andere Ursachen einer APC-Resistenz.
  - APC-Ratio < 1,5: *Homozygote* Faktor-V-Mutation – bei postivem Test Beratung der Familie.
  - Basisdiagnostik der Thrombophilie bei Patienten mit Thrombosen oder Thrombembolien, sehr häufige hereditäre Störung mit Thrombophilie (ca. 5 % bei Kaukasiern).
  - Interferenz mit ▶ Lupusantikoagulans möglich.
  - Bei positivem Test Nachweis der Punktmutation durch PCR möglich (teuer).

Basalmembran-Antikörper +++ €

Ak gegen alveoläre und glomeruläre Basalmembranen
RB < 1 : 40.
MA 1 ml Serum.
DD ↑: Goodpasture-Syndrom, Morbus Ceelen

Ak gegen epidermale Basalmembranen
RB Negativ.
MA 1 ml Serum.
DD ↑: Herpes gestationis, bullöses Pemphigoid (in 70–80 %), lineare IgA-Dermatose = IgA-Pemphigoid (in 10–30 %).
! Die im Immunfluoreszenztest nachweisbaren Antikörper richten sich gegen verschiedene Antigene der epidermalen Basalmembran. Die für das bullöse Pemphigoid, den Herpes gestationis und das vernarbende Schleimhautpemphigoid charakteristischen Markerantikörper richten sich gegen die Antigene BP230 und BP180. Evtl. Bestimmung von Stachelzelldesmosomen-Ak.
Serologie ersetzt nicht die Hautbiopsie.

Bilirubin im Serum

RB
- **Gesamtbilirubin:** ≤ 1 mg/dl (≤ 17,1 µmol/l).
- **Indirektes Bilirubin:** ≤ 0,7 mg/dl (≤ 12 µmol/l).
- **Direktes Bilirubin:** ≤ 0,3 mg/dl (≤ 5,1 µmol/l).

MA 2 ml Serum lichtgeschützt.
Bilirubinkonzentration fällt in nicht lichtgeschützten Proben stark ab. Hämolyse der Probe führt zu falsch niedrigen Bilirubinwerten.

! Eine Differenzierung direktes/indirektes Bilirubin ist erst ab Gesamtbilirubin ≥ 2 mg/dl sinnvoll (▶ Bilirubin im Urin).

DD
- **Vorwiegend indirektes Bilirubin:** Hämolytische Anämie, ineffektive Erythropoese (Perniziosa, Thalassämie), Resorption großer Hämatome, Meulengracht-Syndrom, Crigler-Najjar-Syndrom, Icterus neonatorum, medikamentös bedingt (Vit. K, Chloramphenicol), Leberparenchymschaden unterschiedlicher Ätiologie. Gesamtbilirubin > 3 mg/dl spricht eher gegen Hämolyse.
- **Vorwiegend direktes Bilirubin:** Posthepatischer Ikterus = Verschlussikterus, Leberparenchymschaden unterschiedlicher Ätiologie, Rotor-, Dubin-Johnson-Syndrom, rezidivierende Schwangerschaftscholestase und medikamentös bedingt (durch Androgene, Acetylsalicylsäure, Azathioprin, Captopril, Carbamazepin, Carbimazol, Chlorpromazin, Cotrimoxazol, Erythromycin, Goldpräparate, Halothan, Isoniacid, Methotrexat, α-Methyldopa, Naproxen, Nitrofurantoin, Paracetamol, Penicillamin, Phenytoin, Propylthiouracil, Ranitidin, Rifampicin, Trimethoprim/Sulfamethoxazol, Sulfasalazin).

Bilirubin im Urin

RB Negativ.
MA 20 ml Urin.
DD Bilirubin ist i. U. nur nachweisbar bei erhöhter Serumkonzentration des direkten, konjugierten Bilirubins (▶ Bilirubin im Serum).
Zur Differenzialdiagnose des Ikterus ▶ Tab. 2.1.

Tab. 2.1 Differenzialdiagnose des Ikterus

	Hämolytischer Ikterus	Intrahepatischer Ikterus	Verschlussikterus
Stuhlfarbe	Normal	Acholisch	Acholisch
Bilirubin i. U.	Normal	↑↑	↑↑
Urobilinogen i. U.	↑↑	↑	Normal
Direktes Bilirubin i. S.	Normal bis	↑	↑↑
Indirektes Bilirubin i. S.	↑↑	↑	Normal bis ↑↑

Blut im Urin +

RB Negativ.
MA Frischer Mittelstrahlurin (▶ Kap. 1.5.2).
Für die Beurteilung der Erythrozytenmorphologie 2. Morgenurin nehmen und Urin unverzüglich aufarbeiten.
! Hämaturie (vollständige Erythrozyten i. U.) führt im Streifenschnelltest zu einem *gesprenkelten* Farbumschlag, Hämoglobinurie (▶ Hämoglobin im Urin) zu einem *homogenen* Farbumschlag des entsprechenden Feldes.
DD
- ↑↑↑: Tumoren der Nieren und ableitenden Harnwege, Antikoagulanzientherapie, hämorrhagische Diathese, Tuberkulose, Zystenniere.
- ↑↑: Glomerulonephritis, Infektionen der Harnwege, Urolithiasis.
- ↑: Fieber, physische Belastung, Vasopathien.

Blutbild

RB ▶Tab. 2.2

Tab. 2.2 Blutbild – Referenzbereiche (gerätespezifisch und herstellerabhängig)

Parameter	Männer	Frauen
Hämoglobin	14–18 g/dl	12–16 g/dl
Hämatokrit	0,38–0,52	0,36–0,46
Erythrozyten	4,2–6,0/pl	3,9–5,3/pl
Leukozyten	4–10/nl	
Thrombozyten	150–400/nl	
Retikulozyten (Retikulozyten im Blut)	0,8–2,2 %	0,8–4,1 %
MCH (Hämoglobin pro Erythrozyt)	27–34 pg	
MCV	83–95 fl	
MCHC	32–36 g/dl	

MCH = mean corpuscular hemoglobin, MCHC = mean corpuscular hemoglobin concentration, MCV = mean corpuscular volume.

MA 3 ml EDTA-Blut.

DD
- **Hämoglobin, Hämatokrit, Erythrozyten:**
  - ↑: Polyglobulie, Exsikkose, Polycythaemia vera.
  - ↓: Anämie (bei mikrozytärer A. Hämoglobin stärker, bei makrozytärer A. Erythrozyten stärker verändert).
- **Leukozyten:**
  - ↑: Entzündungsreaktionen, hämatologische Systemerkrankungen. Differenzierung obligat!
  - ↓: Virale Infektionen, Immunopathien.
- **Thrombozyten:**
  - ↑: Starke Blutung, Infektionen, Entzündungen, verschiedene Tumoren, postoperativ, Hämolyse, myeloproliferative Erkrankungen, Splenektomie.
  - ↓: Evtl. EDTA-Pseudothrombozytopenie durch Thrombozytenaggregation in vitro, daher mindestens einmal Kontrolle im sofort untersuchten Zitratblut, ggf. Nutzung von ThromboExact (Monovette).

- Immunthrombozytopenie (autoimmun-chronisch, parainfektiös-akut), medikamentöse, toxische Einflüsse, Verbrauchskoagulopathie, hämolytisch-urämisches Syndrom, thrombotisch-thrombozytopenische Purpura, Vit.-B_{12}-Mangel, Folsäuremangel, Fanconi-Syndrom, Wiskott-Aldrich-Syndrom, aplastische Anämie, Panmyelopathie, Zytostatikatherapie, Radiatio, Knochenmarkinfiltration durch Malignome, Hypersplenismus, Infektionen, Autoimmunopathien, Knochenmarkschädigung, heparininduzierte Thrombozytopenie, Therapie mit Glykoprotein-IIb/IIIa-Rezeptor-Antagonisten.
- **Retikulozyten:**
  - ↑: Akute Hypoxie, akute Blutung, hämolytische Anämie, Substitutionstherapie einer Mangelanämie.
  - ↓ bzw. inadäquat ↓: Eisenmangel, Vit.-B_{12}-Mangel, Folsäuremangel, myelodysplastisches Syndrom, Knochenmarkdepression, renale Anämie, Eisenverwertungsstörung bei Entzündungen, Tumoren.
- **Erythrozytenindizes** (MCH, MCV, MCHC (▶ Tab. 2.2):
  - **MCH und MCV:** Makrozytose bei: Vit.-B_{12}-Mangel, Folsäuremangel, hierbei MCHC oft normal.
  - **MCH und MCV ↓:** Mikrozytäre hypochrome Anämie bei Eisenmangel, Thalassämie, sideroblastische Anämie, gelegentlich bei Eisenverwertungsstörung.
  - **MCH, MCV normal:** bei Hämolyse, Blutungsanämie sowie den meisten Fällen von Tumor- oder Entzündungsanämie.
  - **MCHC ↓:** Fortgeschrittene hypochrome mikrozytäre Anämie.
  - **MCHC ↑:** De facto nur bei hereditärer Sphärozytose, Sichelzellanämie.
  - **MCHC normal** bei allen übrigen Anämien.

Differenzialblutbild

++

- **Stabkernige Neutrophile:** 3–5 %.
- **Segmentkernige Neutrophile:** 54–62 %.
- **Monozyten:** 3–8 %.
- **Eosinophile:** 1–4 %.
- **Basophile:** 0–1 %.
- **Lymphozyten:** 20–40 % (▶ Lymphozyten im Blut).

- **Neutrophile (sowie Stabkernige):**
  - ↑ und evtl. Nachweis von jugendlichen Formen („Linksverschiebung", unter Umständen mit Stabkernigen): Akute Infektionen, weniger bei viralen Erkrankungen, entzündliche Erkrankungen, nach Myokardinfarkt, Ketoazidose, Urämie, Thyreotoxikose, myeloische Leukämien, nach Splenektomie (bis zu Jahren), akute Blutung, physische Belastung, Schwangerschaft.
  - ↓: Agranulozytose (medikamentös, toxisch, Bestrahlung, Knochenmarkverdrängung), Infektionen, z. B. Masern, Röteln, Influenza, Typhus, Malaria, schwere septische Krankheitsbilder, Hypersplenismus.
- **Monozyten:**
  ↑: Abklingende akute Infektionen, chronisch-entzündliche Darmerkrankungen, Endocarditis lenta, Tuberkulose, myeloproliferative Erkrankungen, Hodgkin-Lymphom, verschiedene parasitäre Erkrankungen, Glukokortikoidtherapie.
- **Basophile:**
  ↑: Allergische Reaktion vom Soforttyp, myeloproliferative Erkrankungen.
- **Eosinophile:**
  - ↑: Allergische Erkrankungen, verschiedene Dermatosen, parasitäre Erkrankungen, maligne Erkrankungen: Lymphome, Leukämien, metastasierende Karzinome, bei abklingenden akuten Infektionen (Morgenröte der Heilung), Nebennierenrinden-Insuffizienz.
  - ↓: Kortikoidexzess: Steroidtherapie, Cushing-Syndrom.
- **Lymphozyten:**
  - ↑: Verschiedene Infektionen: Keuchhusten, infektiöse Mononukleose, Zytomegalie, Hepatitis u. a.
  - ↓: HIV, Tuberkulose, Chemo-, Strahlentherapie, Kortikoidexzess, systemischer Lupus erythematodes, Urämie, Hodgkin-Lymphome, Malignome, z. T. bei myeloproliferativen Erkrankungen.

Morphologie
▶ Abb. 2.1

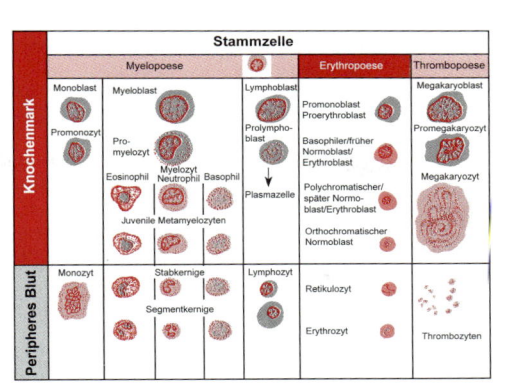

Abb. 2.1 Myelopoese [L190]

- **Erythrozyten:**
  - *Anisozytose:* Ausgeprägte Größendifferenz bei vielen Anämien.
  - *Anulozyten:* Schmaler Hämoglobinring in der Peripherie bei Eisenmangel.
  - *Basophile Tüpfelung:* Bleiintoxikation.
  - *Cabotringe:* Bei überstürzter Neubildung.
  - *Dakryozyten:* Tränentropfenform bei Osteomyelofibrose.
  - *Drepanozyten:* Sichelzellen bei Sichelzellanämie.
  - *Fragmentozyten:* Bei gestörter Mikrozirkulation, z. B. bei hämolytisch-urämischem Syndrom, disseminierter intravasaler Gerinnung, thrombotisch-thrombozytopener Purpura (Moschcowitz-Syndrom).
  - *Geldrollenbildung:* Z. B. bei monoklonaler Gammopathie.
  - *Howell-Jolly-Körperchen:* Nach Splenektomie.
  - *Megalozyten:* Große, ovale Erythrozyten bei megaloblastischer Anämie.
  - *Ovalozyten:* Bei Elliptozytose.
  - *Poikilozytose:* Abnorme Morphologie bei verschiedenen Anämien, Hämoglobinopathien.

- *Polychromasie:* Bleiintoxikationen, Hämolyse, Thalassämie.
- *Sphärozyten:* Kugelig wirkende Erythrozyten ohne zentrale Aufhellung bei hereditärer Sphärozytose, hämolytische Anämien.
- *Targetzellen:* Schießscheibenzellen bei Thalassämie, Leberzirrhose, hämolytischer Anämie, schwerem Eisenmangel, nach Splenektomie.
- **Granulozyten:**
  - *Auer-Stäbchen:* Akute myeloische Leukämie.
  - *Döhle-Einschlusskörper:* Bestandteil der toxischen Granulationen, Vorkommen bei schweren Infektionen, Verbrennungen, aplastischer Anämie, toxischen Einflüssen.
  - *Pelger-Huet-Anomalie:* Autosomal-dominant vererbte harmlose Störung.
  - *Pseudo-Pelger-Zellen:* Schwere Infektionen, Leukämie.
  - *Toxische Granulation:* Wie Döhle-Einschlusskörper.
  - *Übersegmentierung:* Megaloblastische Anämie (Vit.-B_{12}-, Folsäuremangel).
- **Lymphozyten:**
  - *Gumprecht-Kernschatten:* Bei chronisch-lymphatischer Leukämie.
  - *Atypische Lymphozyten:*
    - *Reaktiv:* Lymphoplasmozytische und aktivierte Lymphozyten bei infektiöser Mononukleose, Zytomegalie, Keuchhusten und anderen Infektionen.
    - *Neoplastisch:* Überwiegend monomorph, bei malignen Lymphomen und anderen hämatologischen Neoplasien.

Blutgasanalyse

Synonyma: Säure-Basen-Status, BGA.

RB
- **pO_2 (Sauerstoffpartialdruck):** 70–104 mmHg (9,5–13,9 kPa).
- **pCO_2 (Kohlendioxidpartialdruck):**
  - *Frauen:* 32–43 mmHg (4,3–5,7 kPa).
  - *Männer:* 35–46 mmHg (4,7–6,1 kPa).
- **pH:** 7,36–7,42.
- **Standardbikarbonat:** 22–26 mmol/l.
- **Base Excess:** –2 bis +2 mmol/l.
- **O_2-Sättigung:** 94–98 %, im Alter niedriger.

MA Arterielles Heparinblut, 2-5 ml.
Arterialisiertes Kapillarblut.
Luftblasenfreie Blutentnahme in Spezialröhrchen oder in heparingespülter Spritze, sofortige Probenbearbeitung bzw. Transport ins Labor in Eiswasser.

DD **Einteilung von Säure-Basen-Störungen** (▶ Abb. 2.2, ▶ Tab. 2.3):
- *Kompensierte Störungen:* pH liegt (noch) im Normbereich, Störung erkennbar an kompensatorischen Abweichungen von Base Excess und Standardbikarbonat (s. u.).
- *Dekompensierte Störungen:* pH-Wert hat den Normbereich verlassen.
- *Metabolische Störungen:* Entweder fallen vermehrt Säure- oder Basenäquivalente aus dem Stoffwechsel an, oder die Regulationsfähigkeit von Leber oder Niere ist gestört. Kompensation über die Lunge.
- *Respiratorische Störungen:* Die primäre Störung liegt im Bereich der Lunge; z. B. führt Retention von CO_2 bei respiratorischer Globalinsuffizienz zu respiratorischer Azidose; Kompensation über die „metabolischen Organe" Leber und Niere.
- *Metabolische Azidosen.*

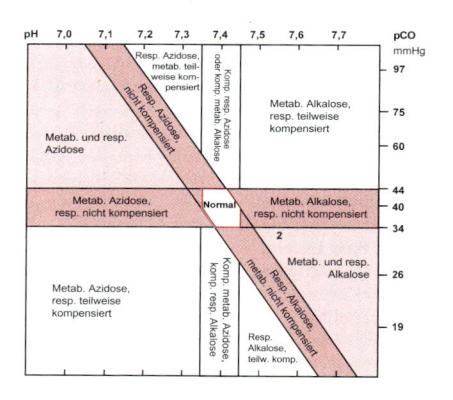

Abb. 2.2 Säure-Basen-Nomogramm (arterielle Blutgasanalyse, ABGA) [L106]

Tab. 2.3 Blutgasanalyse				
	pH*	pCO_2	Bikarbonat	Base Excess
Normwerte	7,36–7,42	36–44 mmHg	22–26 mmol/l	– 2 bis + 2 mmol/l
Metabolische Azidose	↓	↔ oder ↓	↓	Negativ
Metabolische Alkalose	↑	↔ oder ↑	↑	Positiv
Respiratorische Azidose	↓	↑	↔ oder ↑	–
Respiratorische Alkalose	↑	↓	↔ oder ↓	–

Faustregel: „Metabolisch Miteinander" → Bei metabolischen Störungen verändern sich pH, Bikarbonat und pCO_2 stets gleichsinnig!

* Bei kompensierten Veränderungen liegt der pH durch erhöhte oder erniedrigte Bikarbonatausscheidung bzw. CO_2-Abatmung noch im Normbereich, wohingegen pCO_2, Base Excess und Standardbikarbonat pathologisch sind.

Blutgruppenserologie

MA 10 ml Vollblut.
! Das Röhrchen muss unbedingt mit Namen, Vornamen, Geburtsdatum des Patienten beschriftet sein.
DD AB0-Blutgruppen und Rhesusformel sowie ▶Antikörper-Suchtest z. B. vor Operationen oder größeren diagnostischen Prozeduren, vor Einleitung einer Antikoagulanzientherapie.

Blutungszeit in vitro

RB Messgerät: PFA-100-Gerät von Siemens.
Da 2 verschiedene Zitratkonzentrationen gebräuchlich sind, existieren 2 RB:
- 0,129-molar: Epinephrinaktivierung: 66–179 Sek., ADP-Aktivierung: 55–121 Sek.
- 0,105-molar: Epinephrinaktivierung: 54–139 Sek., ADP-Aktivierung: 46–106 Sek.

DD
- Grob orientierender Suchtest bei hämorrhagischer Diathese, v. a. bei V. a. Thrombozytopathie und Von-Willebrand-Syndrom.
- ↑: Von-Willebrand-Syndrom, Thrombozytopathien, Medikation mit Thrombozytenaggregationshemmern (ASS, aber nicht Clopidogrel o. Ä.), nichtsteroidalen Antiphlogistika.

! Nicht durchführbar bei Thrombozytopenien und erniedrigten Hämatokritwerten.

Blutungszeit in vivo

RB 2–7 Min. (nach Ivy), 3–9 Min. (nach Simplate), 2–4 Min. (nach Duke).

DD
- Grob orientierender Suchtest bei hämorrhagischer Diathese, v. a. bei V. a. Thrombozytopathie.
- ↑: Thrombozytopathie, Von-Willebrand-Syndrom, angeborene Thrombozytendefekte, Urämie, Medikation mit Thrombozytenaggregationshemmern, nichtsteroidalen Antiphlogistika.
- Besser reproduzierbar: ▶Blutungszeit in vitro, jedoch keine Aussage über Gefäßwand möglich.

BNP

▶ NT-ProBNT/BNP.

BSG +

Synonyma: Blutkörperchensenkungsgeschwindigkeit, BKS.

RB
- **Frauen:** ≤ 25 mm nach 1 h.
- **Männer:** ≤ 15 mm nach 1 h.

MA 2 ml Zitratblut (Mischungsverhältnis 1 : 4).

DD
- Geeignet als Suchtest bei entzündlichen und tumorösen Veränderungen. Die BSG steigt verzögert an, fällt spät wieder ab und ist daher zur Verlaufsbeurteilung akuter Erkrankungen nicht geeignet (Indikation für eine ▶ CRP-Bestimmung).
- Gute Verlaufsbeurteilung bei Arteriitis temporalis und Polymyalgia rheumatica.
- ↑↑: Infektionen (weniger bei viralen Erkrankungen), Entzündungen, Leukämien, Tumoren, nekrotisierende Prozesse, Gammopathien (hier Sturzsenkung möglich), Autoimmunerkrankungen, nephrotisches Syndrom.
- ↑: Anämie, Schwangerschaft, postoperativ, Kontrazeption, Menses.
- ↓: Polyglobulie, Polycythaemia vera, Sichelzellanämie.

! Beeinflussung der BSG (oder ↓) durch antiphlogistische Therapie.

CDT +++

Synonyma: Kohlenhydratdefizientes Transferrin, Asialotransferrin.
RB < 2,6 % vom Gesamt-Transferrin.
MA 1 ml Serum.
! CDT hat eine höhere diagnostische Sensitivität und Spezifität als die übrigen auf einen Alkoholabusus hinweisenden Parameter (γ-GT, De-Ritis-Quotient > 1, MCV). Ein erhöhtes CDT ist jedoch kein sicherer Beweis für Alkoholabusus.
DD ↑: Alkoholkonsum ≥ 60 g/d über mindestens 1 Wo., chronische Exposition gegenüber organischen Lösungsmitteln, Hepatopathien nichtalkoholischer Genese, Eisenmangelanämie, hereditäre Stoffwechselstörungen wie das Congenital-Dysorders-of-Glycosylation(CDG)-Syndrom (selten).

Chlorid im Serum +

RB
- **Erwachsene:** 98–110 mmol/l.
- **Kinder:** 95–112 mmol/l.

MA 1 ml Serum.
! Falsch-niedrige Werte bei stark lipämischem Serum.
DD
- ↑: Renal-tubuläre Azidose, enteraler Bikarbonatverlust, nach Ureterosigmoidostomie.
- ↓: Erbrechen, Hyperaldosteronismus, Hyperkortisolismus, exzessiver Lakritzgenuss, diuretische Therapie.

Cholesterin im Serum

RB
- **Gesamtcholesterin:** ≤ 200 mg/dl (≤ 5,17 mmol/l).
- **HDL-Cholesterin nach AHA:**
  - *Frauen:* > 50 mg/dl (> 1,3 mmol/l).
  - *Männer:* > 40 mg/dl (> 1,0 mmol/l).
- **LDL-Cholesterin nach ESC/EAS Guidelines 2016** (Catapano AL et al. ESC/EAS Guidelines for the Management of Dyslipidaemias. Eur Heart J, 2016;37(39):2999–3058):
  - *SCORE*-Risiko 5–10 %:* ≤ 115 mg/dl (≤ 3,0 mmol/l).
  - *1 schwerwiegender RF:* z. B. Gesamtcholesterin > 310 mg/dl, schwere arterielle Hypertonie, SCORE*-Risiko 5–10 % : ≤ 100 mg/dl (≤ 2,6 mmol/l).
  - *Höchstes Risiko:* KHK oder Äquivalente, Diabetes mellitus mit Endorganschädigung, SCORE*-Risiko ≥ 10 % : ≤ 70 mg/dl (≤ 1,8 mmol/l).
  - * *SCORE:* Systematic Coronary Risk Estimation (10-Jahres-Risiko)
- **LDL-HDL-Quotient:**
  - *Normal:* ≤ 3,5.
  - *Graubereich:* 3,6–3,8.
  - *Erhöht:* ≥ 3,9.

  Laut aktuellen Empfehlungen sollte der Quotient nicht mehr verwendet werden.

MA 1 ml Serum.
Blutentnahme am sitzenden oder liegenden Patienten, venöse Stauung maximal 1 Min. Konstante Ernährungsbedingungen. Eine 12-stündige Nahrungskarenz ist für die Bestimmung des Lipidprofils nicht mehr erforderlich nur bei V. a. Hypertriglyzeridämie.

DD
- ↑: Hypothyreose, Cholestase, nephrotisches Syndrom, polygene Hypercholesterinämie, monogene Hypercholesterinämie (FH), familiäre kombinierte Hyperlipidämie = Überproduktion von Apolipoprotein B100, orale Kontrazeptiva (außer Minipille).
- ↓: Hyperthyreose, Malassimilationssyndrom, Malnutrition, hereditäre Stoffwechselstörungen, längerfristige Medikation mit Vit. C (= In-vitro-Fehler).
- Familiäre Hypoalphalipoproteinämie: HDL-Cholesterin unter 35 mg/dl erniedrigt (sehr selten).

Cholinesterase +

Synonyma: CHE, Pseudocholinesterase.

- **RB**
  - **Frauen:** 2,5–7,4 kU/l.
  - **Männer:** 3,5–7,4 kU/l.
- **MA** 0,5 ml Serum/Plasma.
- **DD**
  - ↑: Eiweißverlust: Nephrotisches Syndrom, exsudative Enteropathie, Diabetes mellitus, Hypertriglyzeridämie, unkomplizierte Fettleber, Adipositas.
  - ↓: Leberparenchymschaden, Malnutrition, Malabsorption, Gravidität bis 6 Wo. postpartal, Kontrazeptiva, Therapie oder Intoxikation mit Cholinesteraseinhibitoren, schwere Erkrankungen: Infektionen und schwere Entzündungen, Malignome, Herzinfarkt, postoperativ, Hypothyreose, schwere Anämien, Urämie.
- **!** **Atypische Cholinesterasen:** Erniedrigte Dibucainzahl als Nachweis eines erhöhten Risikos verlängerter Wirkung von Muskelrelaxanzien vom Typ des Succinylcholins. Die Dibucainzahl gibt die Restaktivität der Cholinesterase nach Hemmung mit Dibucain an.

CCP-Ak +++

Synonym: Antikörper gegen zyklisches zitrulliniertes Peptid.

- **RB**
  - < 7 U/ml negativ.
  - 7–10 U/ml grenzwertig.
  - > 10 U/ml positiv.
- **MA** 1 ml Serum/Plasma.
- **DD**
  - ↑: Heute sollte kein Rheumafaktor mehr bestimmt werden, besser CCP-Ak (AAK gegen das Strukturprotein Fillagrin). Treten mit hoher Spezifität in der Frühphase der rheumatoiden Arthritis auf und haben eine höhere Sensitivität (80 %) als Rheumafaktoren, der positiv prädiktive Wert liegt bei 98 %.
  - ↑, selten: Reaktive Arthritis, Gicht, Sklerodermie, Sjögren-Syndrom, systemischer Lupus erythematodes.

CK +

Synonyma: Kreatinkinase, Kreatinphosphokinase (CPK).

RB **Gesamt-CK:**
- *Frauen:* ≤ 170 U/l.
- *Männer:* ≤ 180 U/l.

Isoenzyme:
- CK-BB (Gehirn): ≤ 0,1 %
- CK-MB (Herzmuskel): ≤ 5 %
- CK-MM (Skelettmuskel): > 95 %
- CK-MiMi (Mitochondrien).

MA 1 ml Serum/Plasma.

DD
- ↑↑: Traumen, Muskelnekrosen, Myositis, Krampfanfall, Rhabdomyolyse.
- ↑: Schwere körperliche Anstrengung, Myokardinfarkt, entzündliche Herzerkrankungen, Muskeldystrophien, Hypothyreose, maligne Tumoren, ausgedehnter, nichtmuskulärer Gewebsuntergang.
- CK-MB ist herzmuskelspezifisch, ein Anteil ≥ 6 % bei eindeutig erhöhter Gesamt-CK bzw. eine Aktivität ≥ 10 U/l spricht für eine Myokardschädigung. Ein Anteil ≥ 30 % spricht für eine Fehlbestimmung bei Vorliegen anderer Isoenzyme bzw. für ▶ Makro-CK im Serum.

α₂-Coeruloplasmin +++

RB 20–55 mg/dl.
MA 1 ml Serum.
DD
- ↑: Entzündungen als Akutphaseprotein, Schwangerschaft, Einnahme oraler Kontrazeptiva.
- ↓: Morbus Wilson, exsudative Enteropathie, nephrotisches Syndrom, Proteinverlust anderer Ursache.
- Zur Diagnostik des Morbus Wilson zusätzlich ▶ Kupfer im Serum und Kupfer im 24-h-Sammelurin (▶ Kap. 1.5.3) bestimmen.

Coombs-Test

- **RB** Negativ.
- **MA** 5 ml Blut.
- **DD**
  - Mit dem **direkten Coombs-Test** wird die In-vivo-Beladung von Erythrozyten mit Ak nachgewiesen, mit dem **indirekten Coombs-Test** Vorkommen von Ak gegen Ag auf Testerythrozyten.
  - **Direkter Coombs-Test positiv:** Autoimmunhämolyse, Transfusionszwischenfälle, Morbus haemolyticus neonatorum. Differenzierung der Ak mittels monospezifischer Antiseren.
  - **Indirekter Coombs-Test positiv:** Bildung inkompletter Ak nach Sensibilisierung (z. B. rhesuspositiver Fetus bei rhesusnegativer Mutter, nach Transfusionen), Bildung inkompletter Ak bei Autoimmunhämolyse.

C-Peptid im Serum

- **RB** 1,0–2,1 ng/ml (herstellerabhängig).
- **MA** 1 ml Serum.
  Entnahme beim nüchternen Patienten.
- **DD**
  - ↑: Häufig bei Diabetes mellitus Typ 2, Insulinom.
  - ↓: Diabetes mellitus Typ 1, bei Diabetes mellitus Typ 2: Sekundärversager einer Sulfonylharnstoff-Therapie, pankreatikopriver Diabetes mellitus.
  - Geeignet auch zur Verlaufskontrolle nach Erstmanifestation eines Diabetes mellitus Typ 1 (in der Honeymoon-Phase), bei Brittle-Diabetes.
  - Evtl. Ergänzung durch Fastentest (Hungerversuch, ▶ Kap. 4.1).

CRP

Synonym: C-reaktives Protein.

- **RB** ≤ 0,5 mg/dl.
- **MA** 1 ml Serum.
- **!** Bezogen auf die gängigen Entzündungsparameter zeigt CRP eine günstige Kinetik: Es steigt rasch an (ca. 6–12 h) und fällt auch wieder relativ schnell ab (HWZ 18 h).
- **DD**
  - ↑: Akute und chronische entzündliche Erkrankungen. Ein normales CRP schließt eine wesentliche bakterielle Infektion praktisch aus!
  - Anstieg im Rahmen der Akutphasereaktion, z. B. bei Myokardinfarkt, Lungenarterienembolie, Aortendissektion, akuter Pankreatitis, malignen Tumoren oder nach größeren operativen Eingriffen.
  - Bei Immunsuppression, z. B. durch Kortikoidmedikation, kann der Anstieg supprimiert sein.
  - Viele Autoimmunerkrankungen gehen auch bei hoher entzündlicher Aktivität mit einem normalen oder nur geringfügig erhöhten CRP einher. Hierbei ist aber fast immer die ▶ BSG beschleunigt.

Cystatin C

- **RB** 0,7–1,5 mg/l.
- **MA** 1 ml Serum.
- **!** Empfindlicherer Marker zur Erkennung einer eingeschränkten Nierenfunktion als Kreatinin. Anstieg des Cystatin C bereits im kreatininblinden Bereich bei einer GFR von 80–50 ml/Min. Die Serumkonzentration von Cystatin C ist weitestgehend unabhängig von Muskelmasse, Alter und Geschlecht. Kinder > 1 Jahr haben Erwachsenenwerte. Die Serumkonzentration hängt deshalb ausschließlich von der glomerulären Filtrationsleistung der Niere ab. Eine Cystatin-C-Clearance kann errechnet werden.
- **DD** ↑: Eingeschränkte Nierenfunktion.

D-Dimer

Synonyma: Fibrinspaltprodukt, Fibrindimer.
- **RB** < 0,5 mg/l.
- **MA** 5 ml Zitratblut.
- **DD** ↑: Bei Gerinnungs- und sekundären Fibrinolyseprozessen, disseminierter intravasaler Gerinnung, Verbrauchskoagulopathie (meist stark erhöht), Thrombosen oder Lungenembolien, auch bei einer Reihe anderer Erkrankungen, z. B. bei hepatogener Koagulopathie, Entzündungen, Tumoren.

  Hoher negativ prädiktiver Wert bezüglich der Diagnose einer Thrombose (d. h. gut zur Ausschlussdiagnostik geeignet), aber aufgrund der geringen Spezifität nicht zum Nachweis einer Thrombose geeignet.

  Höhere Grenzwerte bei Patienten > 50 Lebensjahre: Lebensalter in Jahren × 0,01 mg/l. (van Schouten et al., BMJ 2012;344:e2985)

Disk-Elektrophorese

Synonym: SDS-PAG-Elektrophorese.
- **MA** 50-ml-Aliquot aus 24-h-Sammelurin (▶ Kap. 1.5.3).
- **DD** Mit dieser Methode werden die Proteine des Urins nach ihrem Molekulargewicht aufgetrennt. Es lassen sich differenzieren:
  - Prärenale Proteinurien (z. B. Bence-Jones-Protein)
  - Glomeruläre Proteinurien (selektive [v. a. Albuminausscheidung], unselektive [auch höher molekulare Proteine]).
  - Tubuläre Proteinurien (Mikroproteine).
  - Gemischte Proteinurien.

Donath-Landsteiner-Hämolysine +

Synonym: Bithermische Hämolysine.

- **RB** Negativ.
- **MA** 10 ml Vollblut; rasche Probenaufbereitung, sofortiger Transport ins Labor bei 4 °C, optimal ist eine Blutentnahme im Labor.
- **DD** ↑: Idiopathisch oder bei Mumps, Masern, Windpocken, Lues, Mykoplasmenpneumonie, infektiöser Mononukleose.

  Bei Vorliegen von Donath-Landsteiner-Hämolysinen kommt es nach Kälteexposition zu massiver Hämolyse. Präanalytische Hinweise beachten (Blutentnahme im Labor oder bei externer Abnahme Transport bei 37 °C in das Labor oder Blut nach Entnahme bei 37 °C gerinnen lassen, zentrifugieren und das Serum einsenden)!
  - ▶ Coombs-Test.
  - ▶ Antikörper-Suchtest.
  - ▶ Kälteagglutinine.

Dopamin im Urin

RB
- **Erwachsene:** ≤ 450 µg/d (≤ 3,0 mmol/d).
- **Kinder:**
  - *Bis 12 Mon.:* < 180 µg/d (< 1,2 µmol/d).
  - *1–2 J.:* ≤ 240 µg/d (≤ 1,6 µmol/d).

MA 20 ml eines 24-h-Sammelurins, angesäuert mit 10 ml Eisessig oder Salzsäure 10 % (Rücksprache Labor). Urin vor Entnahme des Aliquots gut mischen. Urin lichtgeschützt ins Labor bringen. Gesamtvolumen und Sammeldauer angeben.
Schwere körperliche Aktivität meiden. Wenn möglich vorher keine Barbiturate, Salicylate, Nitroglyzerin, Natriumnitroprussid, akute Gabe von Calciumantagonisten, Theophyllin, Antihypertonika mit Beeinflussung der Adrenalinausschüttung (8 d Therapiepause), keine Röntgenkontrastmittel, die während der Sammelperiode über die Niere ausgeschieden werden.
Diät: Verzicht auf Alkohol, Kaffee, Tee, Vit. B, Bananen, Kakao, Nüsse, Zitrusfrüchte, vanillehaltige Produkte.

! Für ein Screening ist die Bestimmung der Abbauprodukte Normetanephrin und Metanephrin, vorzugsweise im 24-h-Sammelurin, ausreichend. Nur bei unklaren Befunden ist eine weitere Bestimmung von Katecholaminen indiziert.

DD
- ↑↑: Phäochromozytom, Neuroblastom, Ganglioneurom, schwere arterielle Hypertonie.
- ↑: Karzinoid, Cushing-Syndrom, akuter Myokardinfarkt.
- Ebenso wie die Katecholamine kann Dopamin trotz eines Phäochromozytoms normal sein, wenn nicht während einer Blutdruckkrise oder unmittelbar danach gesammelt wurde.

▶ Adrenalin im Plasma.
▶ 5-HIES im Urin.
▶ Noradrenalin im Plasma, im Urin.

dsDNS-Antikörper +++ €

Synonym: Ak gegen Doppelstrang-DNS.
- **RB** < 40 U/ml (laborabhängig).
- **MA** 1 ml Serum.
- **DD** ↑: Systemischer Lupus erythematodes (80–90 %), hierfür hoch spezifisch.

Eisen im Serum +

- **RB**
  - **Frauen:** 23–165 µg/dl (4–29,5 µmol/l).
  - **Männer:** 35–168 µg/dl (6,3–30,1 µmol/l).
- **MA** 1 ml Serum
  Zirkadiane Rhythmik: Höchstwerte morgens. Abhängig von Nahrungsaufnahme, akuten und chronischen Erkrankungen, Hämolyse vermeiden, nur kurze Stauung.
- **!** Diagnostische Bedeutung nur bei Eisenüberladung. Zur Beurteilung des Eisenstatus ▶ Ferritin im Serum (ggf. ▶ Transferrin im Serum) bestimmen.
- **DD**
  - ↑ **mit Ferritin, freies Transferrin ↓:** Primäre/sekundäre Hämochromatose, sideroblastische Anämie, Hämolyse, ineffektive Erythropoese (Thalassämie, megaloblastische Anämie), Porphyrie, Bleiintoxikation, Leberschädigung, Östrogenmedikation.
  - ↓ **mit Ferritin, Transferrin ↑:** Blutungsbedingter Eisenverlust, Resorptionsstörung nach Magen-/Dünndarmresektion, Malnutrition, Malabsorption, Gravidität, Dialysepatienten.
  - ↓ **mit Ferritin, Transferrin ↓ (Verteilungs- oder Verwertungsstörung):** Malignome, chronische Entzündung.
  - ▶ Ferritin im Serum.
  - ▶ Transferrin im Serum.

Eiweiß im Liquor

Synonym: Gesamteiweiß i. L.
- **RB** 10–60 mg/dl.
- **MA** 1 ml Liquor.
- **!** Das Gesamteiweiß allein ist nicht aussagekräftig, zusätzliche Untersuchungen: ▶ Albumin im Serum und ▶ Albumin im Liquor, ▶ IgG im Serum, quantitativ, und ▶ IgG im Liquor (Reiber-Schema).
- **DD** ↑: Störungen der Blut-Liquor-Schranke wie entzündliche oder raumfordernde Erkrankungen.
  - ▶ Albumin im Liquor.
  - ▶ IgG im Liquor.
  - ▶ Liquoranalyse.

Eiweiß im Serum

Synonym: Gesamteiweiß i. S.
- **RB** 6,6–8,6 g/dl (66–86 g/l).
- **MA** 1 ml Serum.
  Blutentnahme im Liegen, keine lange Stauung, Hämolyse vermeiden.
- **!** Eine Aussage über quantitative Veränderungen der einzelnen Eiweißfraktionen ist nur durch eine ▶ Eiweißelektrophorese möglich. Ein unauffälliges Gesamteiweiß schließt keinesfalls pathologische Veränderungen aus.
- **DD**
  - ↑: Leberzirrhose im kompensierten Stadium, Sarkoidose, Paraproteinämien, Dehydratation (Pseudohyperproteinämie: Bei Krankheiten mit absolutem Eiweißverlust sind bei Dehydratation dennoch erhöhte Eiweißwerte möglich!).
  - ↓: Malnutrition, Malabsorption, Maldigestion, Leberzirrhose, nephrotisches Syndrom, exsudative Enteropathie, mechanischer Ileus; chronische Blutung, großflächige Verbrennungen, Amyloidose, Peritonitis, Hyperthyreose, Hyperhydratation.

Eiweiß im Urin

Synonym: Gesamteiweiß i. U.
RB ≤ 150 mg/d.
MA 10-ml-Aliquot eines 24-h-Sammelurins.
! Bei erhöhter Eiweißausscheidung ist eine ▶ Disk-Elektrophorese sinnvoll. Bei positivem Streifentest immer Quantifizierung der Proteinurie anstreben.
DD ↑: Schädigungen der Nieren und der ableitenden Harnwege, Stauungsherzinsuffizienz, Fieber, orthostatische Albuminurie, starke körperliche Belastung (bis 250 mg/d physiologisch).

Eiweißelektrophorese

Synonym: Serum-Eiweißelektrophorese.
RB ▶ Abb. 2.3, ▶ Tab. 2.4

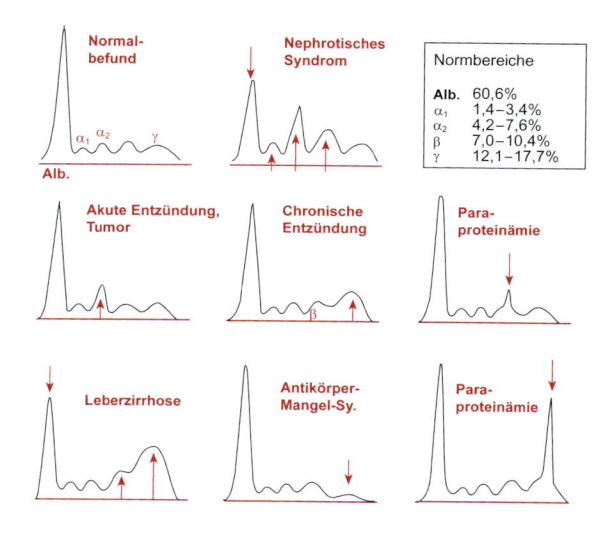

Normbereiche

Alb. 60,6%
α_1 1,4–3,4%
α_2 4,2–7,6%
β 7,0–10,4%
γ 12,1–17,7%

Abb. 2.3 Elektrophorese [A300]

2.1 Alphabetisches Verzeichnis der Laborwerte

Tab. 2.4 Eiweißelektrophorese – Referenzbereiche

Parameter	Prozent	g/l
Albumin	58,0–70,0	38,2–50,4
α_1-Globulin	1,5–4,0	1,3–3,9
α_2-Globulin	5,0–10,0	5,4–9,3
β-Globulin	8,0–13,0	5,9–11,9
γ-Globulin	10,0–19,0	5,8–15,2

MA 1 ml Serum.

! Sinnvoll ist die gleichzeitige Bestimmung von Eiweiß im Serum.

DD
- **α_1- und α_2-Globulin:**
  - ↑: Akute Entzündung, postoperativ, posttraumatisch, Myokardinfarkt: α_1, α_2. Malignome: α_1, α_2. Verschlussikterus, nephrotisches Syndrom: α_2.
  - ↓: Hypoproteinämien (▶ Eiweiß im Serum), α_1-Antitrypsin-Mangel (α_1), Morbus Wilson (α_2). Haptoglobinmangel (α_2), Mangel an thyroxinbindendem Globulin, akute und chronisch-aktive virale Hepatitis.
- **β-Globulin:**
  - ↑: Paraproteinämien, nephrotisches Syndrom (hier auch oft Vermehrung der α2-Fraktion), Hyperlipidämie; Amyloidose; Verschlussikterus; Septikämie; Morbus Bechterew, Panarteriitis nodosa; Gravidität.
  - ↓: Chronische Lebererkrankungen, Ak-Mangel-Syndrom, Defektdysproteinämien.
- **γ-Globuline:**
  - ↑: Paraproteinämien (Elektrophorese: schmalbasige, spitze Zacke im γ-, gelegentlich auch im β-Bereich [IgA]): Morbus Waldenström, Plasmozytom, Schwerkettenkrankheit, chronische Entzündung, Malignome, HIV-Infektion, chronische Hepatitis, Leberzirrhose (hier zusammen mit Erhöhung der β-Fraktion).
  - ↓: Kongenitale Agammaglobulinämie, erworbene Hypogammaglobulinämie, nephrotisches Syndrom, exsudative Enteropathie, Amyloidose; Sepsis, Benzolintoxikation, Steroid- oder ACTH-Medikation oder -Bildung, Immunsuppressiva, Strahlentherapie.

Elastase-1

RB	175–2.500 µg/g Stuhl.
MA	1 ml Stuhlprobe.
!	Falsch-niedrige Ergebnisse durch wässrige Stuhlprobe z. B. bei Diarrhö, Abführmitteln etc. Keine Interaktion des Nachweistests mit Pankreasenzympräparaten – diese müssen also nicht abgesetzt werden.
DD	↓: Exokrine Pankreasinsuffizienz (empfindlicher als der Pankreolauryltest und die Chymotrypsin-Bestimmung).

ENA-Antikörper +++ €

Synonym: Ak gegen extrahierbare nukleäre Antigene.

RB	Negativ.
MA	1 ml Serum.
!	Subgruppe der ▶ANA, diverse weiter differenzierbare Autoantikörper (▶nRNP-Antikörper, ▶SMA, ▶SS-A, ▶SS-B; ▶Tab. 2.16).
DD	↑: Systemischer Lupus erythematodes, Sjögren-Syndrom, Sklerodermie, Sharp-Syndrom, Polymyositis, Dermatomyositis. ▶Tab. 2.16

Endomysium-Antikörper +++

RB Negativ.
MA 1 ml Serum.
! Gleichzeitige Bestimmung von IgA-Gewebetransglutaminase-Ak (▶Gewebetransglutaminase-Antikörper) sinnvoll.
Bei IgA-Mangel Bestimmung von Gliadin-Ak der Klasse IgG speziell anfordern!
DD
- Positiv bei **einheimischer Sprue/Zöliakie** (Spezifität 97–100 %, Sensitivität 95–98 %). Titerhöhe korreliert mit der Aktivität der Erkrankung und dem Ausmaß der Zottenatrophie. Als Screening-Test und als Verlaufsparameter einsetzbar; unter glutenfreier Diät sollten sich die Endomysium-IgA-Antikörper-Titer normalisieren.
- **Dermatitis herpetiformis Duhring:** Positiv bei Dünndarmbeteiligung (90 %).
- In unklaren Fällen Dünndarmbiopsie anstreben.

Erythropoetin im Serum +++

RB 3,3–15,8 (weibl.) und 3,7–18,8 (männl.)
MA 2 ml Serum.
! Selten notwendig in der Differenzialdiagnostik von Anämien, geeignet zur Verlaufskontrolle unter Erythropoetintherapie bei chronischer Niereninsuffizienz, zur Beurteilung der Möglichkeit einer Erythropoetintherapie bei Tumoranämie.
DD
- ↑: Anämien nichtrenaler Genese, Polyglobulien, hypernephroides Karzinom, Hämangioblastom, Hepatom, Medulloblastom, Myome, 2. Schwangerschaftshälfte. Auch bei chronischen Lungenerkrankungen und Höhenaufenthalt.
- ↓: Chronische Niereninsuffizienz (Wert kann durchaus innerhalb des RB liegen, ist aber in Relation zur Anämie zu niedrig. Renale Anämie ist bei einem Serumkreatinin ≤ 3 mg/dl unwahrscheinlich), Polycythaemia vera.

Erythrozyten im Urin +

- **RB**
  - ≤ 2 Erythrozyten pro hochauflösendem Gesichtsfeld.
  - ≤ 20 % dysmorphe Erythrozyten.
- **MA** 10 ml Urin, Sediment des sofort aufgearbeiteten 2. Morgenurins.
- **DD**
  - Anteil dysmorpher Erythrozyten bei Erythrozyturie: glomeruläre Ursache, dann oft auch Nachweis von Erythrozytenzylindern.
  - Fehlender Nachweis dysmorpher Erythrozyten (≤ 20 %) spricht für Blutungsquelle distal der Glomerula.
  ▶ Blut im Urin.
  ▶ Urinsediment.

Erythrozytenresistenz +++

Synonym: Osmotische Resistenz.

- **RB**
  - **Beginnende Hämolyse** bei Zugabe von 0,46–0,42-prozentiger NaCl-Lösung.
  - **Komplette Hämolyse** bei Zugabe von 0,34–0,30-prozentiger NaCl-Lösung.
- **MA** 5 ml EDTA-Blut.
  Sofortige Probenaufbereitung nach Blutentnahme, optimal ist eine Blutentnahme im Labor.
- **!** Glukosezusatz kann die Hämolyse bei Sphärozytose vermindern.
- **DD**
  - ↑: Ausgeprägte mikrozytäre Veränderungen, v. a. Thalassämie.
  - ↓: Sphärozytose (sowohl hereditär als auch erworben), Elliptozytose.
  - Eine normale osmotische Resistenz schließt eine milde Form der hereditären Sphärozytose keinesfalls aus. Nach Inkubation des Blutes für 24 h bei 37 °C ist die osmotische Resistenz aber in praktisch allen Fällen von hereditärer Sphärozytose vermindert.

EtG +++

Synonym: Ethylglucuronid im Urin.

RB
- < 0,1 mg/l: Kein Nachweis eines Akoholkonsums.
- 0,1–0,5 mg/l: Ein Alkoholkonsum ist möglich.
- > 0,5 mg/l: Ein Alkoholkonsum in den letzten drei Tagen konnte sicher nachgewiesen werden.

MA 2 ml Urin.

DD
- Verlaufsparameter zur Beurteilung eines stattgehabten Alkoholkonsums, Überwachung einer Abstinenz, Monitoring potentieller LTX-Patienten bei ethyltoxischer Leberzirrhose.
- EtG ist ein direkter, wasserlöslicher Metabolit des Ethanols, der im Urin bis 36–72 Stunden nach Alkoholgenuss nachweisbar ist. Hohe Sensitivität schließt die diagnostische Lücke zwischen der Blutalkohol- und der CDT-Bestimmung.

! Bestimmung von Kreatinin im Urin zur Plausibilitätskontrolle.
Falsch positive Ergebnisse: Reifes Obst, umfangreiche Händedesinfektion, versteckte Alkoholika (Alkoholpralinen etc.).
Bestätigungsdiagnostik durch LC-MS/MS mit Überprüfung des Ethylsulfats (EtS).

Faktor VIII +++

RB 60–130 %.
MA Zitratblut, möglichst wenig stauen zur Blutentnahme.
DD ↓: Hämophilie A, Von-Willebrand-Syndrom Typ 3, Nachweis eines Hemmkörpers.

Faktor IX +

RB 70–120 %.
MA Zitratblut, möglichst wenig stauen zur Blutentnahme.
DD
- ↑: Medikation mit Steroiden, Vit. K.
- ↓: Hämophilie B, Kumarintherapie, Vit.-K-Mangel, Lebersynthesestörung, Verbrauchskoagulopathie.

Ferritin im Serum

RB
- **Frauen:** 13–651 mg/l.
- **Männer:** 4–665 mg/l.

MA! Serum.

Ferritin ist ein intrazellulärer Eisenspeicher, die Serumkonzentration reflektiert das Ausmaß der Eisenspeicherung des Körpers.

DD
- ↑ **bei erhöhtem oder normalem Serumeisen:** Hämochromatose, Transfusionshämosiderose, ineffektive Erythropoese, Lebererkrankungen. Plasmozytom und maligne Lymphome, andere Malignome, Entzündungen (Akute-Phase-Protein).
- ↓: Latenter und manifester Eisenmangel (bei letzterem Ferritin < 15 mg/l), Proteinverlust, Gravidität, akuter Blutverlust (Ferritin sinkt nach 2 Wo.).
- ▶ Eisen im Serum.
- ▶ Transferrin im Serum.

α₁-Fetoprotein (AFP)

RB
- ≤ 10 IU/ml (14,3 ng/ml).
- **Schwangerschaft:**
  - *15. SSW:* 16,6–42,3 IU/ml (23,7–60,5 ng/ml).
  - *16. SSW:* 19,8–61,3 IU/ml (28,3–87,7 ng/ml).
  - *17. SSW:* 20,5–81,9 IU/ml (21,3–117,1 ng/ml).
  - *18. SSW:* 22,2–88,5 IU/ml (31,7–126,6 ng/ml).
  - *20. SSW:* 27,5–125,5 IU/ml (39,3–179,5 ng/ml).

MA Serum.

DD
- Tumormarker (▶ Kap. 5) für hepatozelluläres Karzinom, Keimzelltumoren, Lebermetastasen bei gastrointestinalen Malignomen. Leicht erhöht bei verschiedenen Lebererkrankungen.
- In der Schwangerschaft: Bei erhöhten Werten V. a. Neuralrohrdefekte, Mehrlingsschwangerschaften; DD falsch datierte Schwangerschaft.

Fibrinogen +

- **RB** 150–450 mg/dl.
- **MA** Zitratblut.
- **DD**
  - ↑: Akutphasereaktion, nephrotisches Syndrom.
  - ↓: Hereditäre oder erworbene Fibrinogenmangelzustände, Verbrauchskoagulopathie, Lebersynthesestörung.
  - Bei Verbrauchskoagulopathie, z. B. im Rahmen einer Sepsis, kann das Fibrinogen erhöht, normal oder erniedrigt sein. Zur Interpretation ist ein Ausgangswert notwendig, alternativ können D-Dimere (▶ D-Dimer) bestimmt werden.
  - Bei Dysfibrinogenämien kann der Fibrinogenwert normal, die Fibrinbildung dennoch gestört sein.

Folsäure im Serum, im Erythrozyten ++

- **RB**
  - **Im Serum:** 3,6–16,9 ng/ml (8,2–38,3 nmol/l).
  - **Im Erythrozyten:** 175–700 ng/ml (396,6–586,2 nmol/l).
- **MA** Serum, EDTA-Blut.
  Entnahme nach 12 h Nahrungskarenz.
  Die Blutentnahmen sollten vor Beginn einer Substitutionstherapie mit Folsäure, Vit. B_{12} oder Eisen erfolgen.
- **!** Die Folsäurekonzentration in den Erythrozyten unterliegt weniger nahrungsabhängigen Schwankungen und ist sensitiver in der Diagnostik des Folsäuremangels als die Serumanalyse.
- **DD** ↓: Megaloblastische Anämie, Malassimilationssyndrom, Malnutrition, Alkoholismus, Schwangerschaft, Laktation, Hämodialyse, chronische Hämolyse, Lymphome, Leukämien, Psoriasis, Therapie mit Carbamazepin, Valproinsäure, Primidon, Methotrexat, Trimethoprin, Triamteren.

FSH im Serum ++

Synonym: Follikelstimulierendes Hormon.

RB
- **Männer:** 1–10 U/l.
- **Frauen:**
  - *Follikelphase:* 2,5–11 U/l.
  - *Ovulation:* 8,3–16 U/l.
  - *Lutealphase:* 2,5–11 U/l.
  - *Postmenopause:* 27–82 U/l.

MA 1 ml Serum.

DD
- ↑: Primäre Ovarialinsuffizienz (Klimakterium, polyzystische Ovarien), bei Männern hypergonadotroper Hypogonadismus (V. a. Klinefelter-Syndrom).
- ↓: Sekundäre Ovarialinsuffizienz, tertiärer = hypothalamischer Hypogonadismus.
- Zur DD bei erniedrigten peripheren Hormonen und erniedrigten hypothalamischen Hormonen sowie unklaren Befunden ist der LHRH-Test (▶Kap. 4.1) empfehlenswert.

fT$_3$ im Serum/T$_3$ im Serum +

Synonym: Freies und Gesamt-Trijodthyronin.

RB
- **fT$_3$:** 2,5–4,4 ng/l (3,9–6,7 pmol/l).
- **T$_3$:** 0,8–1,8 µg/l (1,2–2,8 nmol/l).

MA Serum, Plasma.
Bei Kontrolle einer Therapie mit Schilddrüsenhormonen (auch mit Thyroxin) sollte die Blutentnahme 24 h nach der letzten Medikamenteneinnahme erfolgen.

DD
- ↑: Hyperthyreose, in 5–10 % ohne erhöhtes fT$_4$.
- ↓: (Schwere) Hypothyreose, Low-T$_3$-Syndrom, Konversionshemmung.
- Zur Diagnostik einer Hypothyreose ist die Bestimmung von T$_3$ überflüssig.

! Die Bestimmung des freien Hormons ist der Bestimmung des Gesamt-Trijodthyronins. vorzuziehen, da nur das fT$_3$ die entsprechenden Wirkungen des Hormons entfaltet und der Wert nicht der Interpretationsunsicherheit bei unbekannter Menge proteingebundenen Hormons unterliegt.

fT$_4$ im Serum/T$_4$ im Serum +

Synonym: Freies und Gesamt-Thyroxin.
RB
- fT$_4$: 9,9–16 ng/l (12,7–20,8 pmol/l).
- T$_4$: 56–123 µg/l (72–158 nmol/l).

MA Serum, Plasma.
DD
- ↑: Hyperthyreose, aber in 5–10 % isolierte T$_3$-Hyperthyreose, frühes Stadium einer Hashimoto-Thyreoiditis, hochdosierte Thyroxinmedikation.
- ↓: Hypothyreose, Z. n. Strumektomie.
- Unter L-Thyroxin zur Schilddrüsensuppression sind Werte bis 3,0 ng/dl fT$_4$ als normal anzusehen.

Gastrin +++

RB ≤115 pg/ml.
MA Serum; tiefgefroren versenden.
Blutentnahme beim nüchternen Patienten.
Wenn nicht kontraindiziert, H$_2$-Blocker, Antazida, Anticholinergika mindestens 24 h, Protonenpumpenhemmer mindestens 3–4 d vorher absetzen.
DD
- ↑↑↑↑: Gastrinom, verbliebener Antrumrest nach Magenresektion, atrophische Gastritis (Typ-A-Gastritis).
- ↑↑↑: Hochdosierte Therapie mit Protonenpumpenhemmern, nach Vagotomie, G-Zell-Hyperplasie, Hyperthyreose.
- ↑: H$_2$-Blocker-Therapie, Antazida, Insulin, Koffein, Katecholamine.
- ↑ oder normal: Peptisches Ulkus.

Gewebetransglutaminase-Antikörper

Synonym: Transglutaminase-Ak.
- **RB** Negativ.
- **MA** Serum.
- **!** Spezifischster Ak zur Diagnostik der einheimischen Sprue/Zöliakie.
  Gleichzeitige Bestimmung von IgA-ENA-Ak (▶ENA-Antikörper) sinnvoll.
  Bei IgA-Mangel muss die Bestimmung von Gliadin-Ak der Klasse IgG speziell angefordert werden.
- **DD**
  - Positiv bei **einheimischer Sprue/Zöliakie** (Spezifität 95–97 %, Sensitivität 90–98 %). Titerhöhe korreliert mit der Aktivität der Erkrankung und dem Ausmaß der Zottenatrophie.
  - **Dermatitis herpetiformis Duhring:** Positiv bei Dünndarmbeteiligung (90 %).
  - In unklaren Fällen Dünndarmbiopsie anstreben.

GLDH +

Synonym: Glutamatdehydrogenase.
- **RB**
  - **Frauen:** ≤ 3,0 U/l.
  - **Männer:** ≤ 4,0 U/l.
- **MA** Serum, Plasma.
- **DD** Die GLDH ist weitgehend leberspezifisch. Sie ist v. a. in den Mitochondrien der zentrolobulären Zone III lokalisiert. Sie steigt bei entsprechenden Schädigungen rasch an und normalisiert sich aufgrund der kurzen HWZ relativ schnell nach Sistieren einer Schädigung.
  - ↑↑: Lebernekrose, Verschlussikterus, Stauungsleber; toxisch: Halothan, Tetrachlorkohlenstoff, Arsen, Aflatoxin.
  - ↑: Hepatozelluläres Karzinom, diffuse Lebermetastasierung, Leberzirrhose, unkomplizierte Hepatitis, Alkoholabusus, Fettleber, Ketoazidose.

  Weitere sinnvolle Bestimmungen sind ▶GOT, ▶GPT mit dem daraus zu errechnenden De-Ritis-Quotienten, ▶γ-GT, ▶Alkalische Phosphatase.

Gliadin-Antikörper +++

RB Negativ.
MA Serum.
! Bei IgA-Mangel muss die Bestimmung von Gliadin-Ak der Klasse IgG speziell angefordert werden. Bei Diät wird der Ak negativ.

Aufgrund geringerer Sensitivität und Spezifität nicht in der Erstliniendiagnostik der Zöliakie empfohlen, v. a. IgG-Gliadin-Ak zeigen falsch-positive Ergebnisse in Assoziation mit anderen gastrointestinalen Erkrankungen.

DD
- Positiv bei **einheimischer Sprue/Zöliakie** (Spezifität IgA 85–95 %, IgG 75–90 %; Sensitivität IgA 80–90 %, IgG 75–85 %). Titerhöhe korreliert mit der Aktivität der Erkrankung und mit dem Ausmaß der Zottenatrophie.
- **Dermatitis herpetiformis Duhring:** Positiv bei Dünndarmbeteiligung (90 %).
- In unklaren Fällen Dünndarmbiopsie anstreben.

Glukose im Blut (im Serum)

RB
- **Nüchtern:**
  - *Plasma venös oder kapillär:* < 100 mg/dl (< 5,6 mmol/l).
  - *Vollblut:* < 100 mg/dl (< 5,6 mmol/l).
- **Abnorme Nüchternglukose (IFG):**
  - *Plasma venös oder kapillär:* ≥ 100 bis < 125 mg/dl (≥ 5,6 bis < 6,9 mmol/l).
  - *Vollblut:* ≥ 100 bis < 125 mg/dl (≥ 5,6 bis < 6,9 mmol/l).

MA Natriumfluorid-Zitrat-Blut oder Kapillarblut.

! In Vollblut ohne Glykolyseinhibitor (NaF, NaF-Zitrat) fällt der Glukosewert um ca. 6 mg/h.

DD
- ↑: Diabetes mellitus, endokrine Pankreasinsuffizienz, schwere Leberschädigung, Cushing-Syndrom, Glukokortikoidtherapie, Akromegalie, Hyperthyreose.
- ↓: Nebennierenrinden-Insuffizienz, Insulinom, Glukagonmangel, Antidiabetika-Überdosierung, schwere Leberschädigung; postprandial: Spätdumping; frühe Phase des Diabetes mellitus Typ 2, vegetativ bedingt.
- Bei abnormer Nüchternglukose (impaired fasting glucose, IFG) oder bei einer vermuteten Stoffwechselstörung, die durch diese Untersuchungen nicht erfasst wird, sollte ein oraler Glukosetoleranztest (▶ Kap. 4.1) erfolgen.
- Diagnose Gestationsdiabetes mittels 75 g oGTT; 24+0 bis 27+6 SSW.

Glukose im Liquor

RB 50–75 mg/dl (2,78–4,16 mmol/l).
Blut-Liquor-Quotient: 1,12–1,64.

MA Liquor.

DD
- ↑: Schrankenstörung: Enzephalitis, Hirnabszess, intrakranielle Blutung.
- ↓: Erhöhter Glukoseverbrauch: Bakterielle und tuberkulöse Meningitis, Meningeosis leucaemica und carcinomatosa.
- ▶ Liquoranalyse.

Glukose im Urin +

RB	• **Spontanurin:** ≤ 15 mg/dl (≤ 0,83 mmol/l).
	• **24-h-Sammelurin:** ≤ 0,3 g/d (≤ 16,65 mmol/d).
MA	Spontanurin.
	Aliquot eines 24-h-Sammelurins.
	Bei Sammelurin 1 g Natriumazid vor Sammelbeginn ins Sammelgefäß geben, um Glukoseumsetzung durch Bakterien, Leukozyten u. Ä. zu verhindern.
DD	↑: Diabetes mellitus, renaler Diabetes bei tubulärer Nierenschädigung, Schwangerschaftsglukosurie (v. a. im letzten Trimenon).

Glutamatdecarboxylase-Antikörper +++ €

Synonym: GADA (glutamic acid decarboxylase antibody).

RB	< 1.500 IU/ml.
MA	Serum.
!	GADA persistieren nach Beginn eines Diabetes mellitus sehr viel länger als ▶ Inselzell-Autoantikörper und können daher auch bei mehrjährigem Krankheitsverlauf eines autoimmun bedingten Diabetes mellitus noch erhöht sein.
DD	↑: Bei 90 % der Typ-1-Diabetiker bei Erstmanifestation, bei Verwandten 1. Grades von Diabetikern (ohne klinische Manifestation). Hohe Ak-Titer oft bei Diabetesmanifestation jenseits des 20. Lebensjahres (latent autoimmune diabetes in adults, LADA).
	Gleichzeitige Untersuchung auf ▶ Inselzell-Autoantikörper (ICA), ▶ Tyrosin-Phosphatase-Antikörper (IA2-An) und ▶ Insulin-Autoantikörper (IAA) erhöht die diagnostische Sicherheit bezüglich der Prädiktion des Auftretens eines Diabetes mellitus.
	Erhöhung auch beim Muskelstarre- oder Stiff-Man-Syndrom, einer seltenen neurologischen Erkrankung.

GOT +

Synonyma: Glutamat-Oxalacetat-Transaminase, ASAT (Aspartat-Aminotransferase) oder AST.

RB
- **Frauen:** 10–35 U/l.
- **Männer:** 10–50 U/l.

MA Serum, Plasma.
Nur kurze venöse Stauung, Hämolyse vermeiden. Aktivitätserhöhungen durch starke körperliche Belastung.

DD
- Die GOT kommt in Mitochondrien (80 %) und Zytoplasma (20 %) von Hepatozyten, aber auch in Herz- und Skelettmuskel sowie in den Zellen des Blutes, v. a. Erythrozyten, vor.
- ↑↑↑: Akute Hepatitis, akute toxische Schädigung.
- ↑↑: Myokardinfarkt, Muskeltrauma, neurogene Muskelatrophie, Muskeldystrophie, Leberstauung, akute Pankreatitis, Lungenembolie, Hirninfarkt.
- ↑: Hochdosierte Therapie mit Salicylaten, Heparin, Leberzirrhose, infektiöse Mononukleose, nach kardiopulmonaler Reanimation, Defibrillation, intramuskulärer Injektion.
- **De-Ritis-Quotient** (GOT/GPT):
  - *Wert > 1:* Schwerere Leberschädigung, häufige Konstellation bei alkoholtoxischem Leberschaden.
  - *Wert < 1:* Weniger gravierende Leberschädigung, häufige Konstellation bei Hepatitis.

Zusätzliche Bestimmungen: ▶GPT, ▶GLDH, ▶γ-GT, ▶CK.

GPT +

Synonyma: Glutamat-Pyruvat-Transaminase, Alanin-Aminotransferase (ALT oder ALAT).

RB
- **Frauen:** 10–35 U/l.
- **Männer:** 10–50 U/l.

MA Serum.
Nur kurze venöse Stauung, Hämolyse vermeiden.

DD
- Weitgehend leberspezifisches Enzym, Vorkommen im Zytoplasma von Hepatozyten.
- ↑↑↑: Akute Hepatitis, akute toxische Schädigung.
- ↑↑: Infektiöse Mononukleose, Zirrhose, Leberstauung, chronisch-aktive Hepatitis.
- ↑: Akute Pankreatitis, Herzinfarkt, hepatozelluläres Karzinom, diffuse Lebermetastasierung, hochdosierte Therapie mit Salicylaten, Heparin.
- **De-Ritis-Quotient** (GOT/GPT):
  - *Wert > 1:* Schwerere Leberschädigung, häufige Konstellation bei alkoholtoxischem Leberschaden.
  - *Wert < 1:* Weniger gravierende Leberschädigung, häufige Konstellation bei Hepatitis.

Zusätzliche Bestimmungen: ▶ GOT, ▶ GLDH, ▶ γ-GT.

γ-GT

Synonyma: Gamma-Glutamyl-Transferase, GGT.

RB
- **Frauen:** 9–36 U/l.
- **Männer:** 12–64 U/l.

MA Serum.
Hämolyse erniedrigt die gemessene Aktivität.
Alkoholkarenz für mindestens 12 h.

DD Ubiquitär vorkommendes Enzym, Erhöhungen aber fast nur bei Reaktionen der Leber. Bei einigen Formen der Leberschädigung (z. B. durch Alkohol) wird die Produktion des Enzyms induziert, bei anderen (z. B. Verschlussikterus) ist zwar keine Induktion zu verzeichnen, dennoch tritt eine im Serum nachweisbare Aktivitätserhöhung erst geraume Zeit nach Einsetzen einer Schädigung auf. Entsprechend verzögert ist der Rückgang der erhöhten Aktivität nach Ende einer Schädigung.
- ↑↑↑: Verschlussikterus, cholestatische Hepatitis, akute schwere toxische Leberschädigung.
- ↑↑: Akute und chronisch-aktive Hepatitis (Viren, Alkohol, autoimmun), primär biliäre Zirrhose, alkoholtoxische Zirrhose, hepatozelluläres Karzinom, diffuse Lebermetastasierung, Pankreatitis, Therapie mit Antikonvulsiva, Sedativa, Rifampicin, Carbamazepin, Erythromycin, orale Kontrazeptiva (nicht Minipille), Oxacillin, Phenytoin.
- ↑: Unkomplizierte akute Hepatitis, Stauungsleber, Fettleber, chronischer Alkoholabusus.
- ↓: Unter Fibrattherapie; falsch niedrig bei Zitrat oder Fluorid als Antikoagulans.

Hämoglobin, freies, im Plasma +++

RB	≤ 5 mg/dl.
MA	2 ml Heparinplasma.
!	Blutentnahme mit weitlumiger Kanüle, um Hämolyse zu vermeiden.
DD	

- ↑: Intravasale Hämolyse durch Transfusion inkompatiblen Blutes, paroxysmale nächtliche Hämoglobinurie, hämolytisch-urämisches Syndrom, thrombotisch-thrombozytopenische Purpura (Moschcowitz-Syndrom), mechanische Herzklappen, erythrozytäre Enzymdefekte (z. B. Glukose-6-Phosphat-Dehydrogenase-Mangel), ausgedehnte Verbrennungen, Traumen, schwere körperliche Anstrengungen, Marschhämoglobinurie, medikamentös induziert.
- Infektionen: Malaria, *Bartonella, Clostridium welchii*.
- Autoimmunhämolyse mit Komplementaktivierung bei Kälteagglutininen (▶ Kälteagglutinine), ▶ Donath-Landsteiner-Hämolysine, bei einigen antierythrozytären Ak vom Typ IgG (▶ Coombs-Test).
- Freies Hämoglobin kann auch bei extravasaler Hämolyse im Plasma nachweisbar sein, allerdings in geringerer Konzentration.
- Freies Hämoglobin wird sehr schnell an ▶ Haptoglobin gebunden und ist kaum nachweisbar, solange die Bindungskapazität des Haptoglobins nicht verbraucht ist.

Hämoglobin im Urin +

RB	Negativ.
MA	50 ml Urin.
!	Ascorbinsäureausscheidung i. U. führt zu falsch-negativem Ergebnis.
DD	Im Streifentest führen Hämoglobin- und Myoglobinurie zu einer homogenen Verfärbung des Testfelds für Erythrozyten.

↑: Intravasale Hämolyse.
Eine Hämoglobinurie tritt erst nach Überschreiten der Bindungskapazität von ▶ Haptoglobin auf.
Um zwischen Hämoglobin und Myoglobinurie zu unterscheiden, wird ▶ Haptoglobin bestimmt: Nicht erniedrigt bei Myoglobinurie.
▶ Hämoglobin, freies, im Plasma.

Hämoglobin-Elektrophorese +++

RB
- **HbA$_1$:** 96–98 %.
- **HbA$_2$:** 1–3 %.
- **HbF:** ≤ 1 % (Neugeborene ≤ 85 %, bis zum 6. Lebensmon. Rückgang auf ≤ 10 %).

MA 3 ml EDTA-Blut.

! Noch bis zu 4 Mon. nach einer Transfusion kann das Ergebnis der Hämoglobin-Elektrophorese verfälscht werden.

DD Mit der Hämoglobin-Elektrophorese lassen sich bei Weitem nicht alle Hämoglobinvarianten erkennen, jedoch werden die klinisch wichtigsten Hämoglobinopathien erfasst.
- **HbA$_2$:** β-Thalassämie (alle Formen).
- **HbF:** β-Thalassämie (alle Formen), angeborene Persistenz von HbF, Sichelzellanämie (mit Nachweis von HbS), megaloblastische Anämie, Leukämien.
- **Pathologische Hämoglobine:** HbS, HbC, HbD, HbG, HbO.

Bei unklaren Befunden können weitere Untersuchungen erfolgen: Isoelektrische Fokussierung, Stärkeblock-Elektrophorese, molekularbiologische Untersuchungen. Im Einzelfall ist eine Rücksprache mit dem untersuchenden Labor notwendig.

Hämopexin im Serum +++

RB 50–150 mg/dl.
MA 1 ml Serum.
DD
- ↑: Malignes Melanom.
- ↓: Hämolyse, Myoglobinämie, Lebersynthesestörung, chronisch-hepatische Porphyrie, Malassimilation, Malnutrition.
- Hämopexin ist im Gegensatz zu Haptoglobin kein Akutphaseprotein und kann daher bei Interpretationsschwierigkeiten der Haptoglobinkonzentration zur Diagnostik von Hämolysen beitragen. Die Hämopexinkonzentration sinkt allerdings erst bei schwerer Hämolyse messbar ab.
- Hämopexin ist ein hämbindendes Protein, seine Konzentration sinkt daher auch bei Myoglobinämie.

Haptoglobin im Serum

RB 30–200 mg/dl.
MA 1 ml Serum.
DD
- ↑: Akutphasereaktion, Cholestase, maligne Tumoren, nephrotisches Syndrom, Eisenmangelanämie.
- ↓: Intravasale Hämolyse, bei schwerem Verlauf nicht nachweisbar (▶Hämoglobin, freies, im Plasma), infektiöse Mononukleose, Lebersynthesestörung, Ahaptoglobinämie, bei Kindern bis zum 10. Lebensjahr, leicht erniedrigt bei extravasaler Hämolyse.
- Haptoglobin ist ein Tetramer mit interindividueller genetischer Variabilität und entsprechenden Unterschieden der Haptoglobinkonzentration. Daher sollten Verlaufsuntersuchungen bei V. a. Hämolyse durchgeführt werden.

!
- Im Rahmen einer Akutphasereaktion sind normale oder leicht erhöhte Haptoglobinspiegel nicht als Hinweis gegen eine Hämolyse zu werten. Hier empfiehlt sich eine Bestimmung von ▶Hämopexin im Serum.
- Bei stark erniedrigten Haptoglobinkonzentrationen sollten freies Hämoglobin im Plasma (▶Hämoglobin, freies, im Plasma) und ▶Hämopexin im Serum bestimmt werden.

Harnsäure im Serum

RB
- **Frauen:** 2,0–5,7 mg/dl (119,2–339,8 mmol/l).
- **Männer:** 2,0–7,0 mg/dl (119,2–417,3 mmol/l).

MA 1 ml Serum.
DD
- ↑: Familiäre Hyperurikämie, purinreiche Kost (Innereien, Fleischbrühe, Hülsenfrüchte), Niereninsuffizienz, Alkoholabusus, kalorienreduzierte Kost, erhöhter Zellumsatz: Polycythaemia vera, Leukämien, Radiatio, Zytostatika. Medikation mit Thiazid- und Schleifendiuretika, Pyrazinamid, Nikotinsäureester, Ciclosporin, niedrig dosierten Salicylaten und anderen sauren Pharmaka.
- ↓ durch Allopurinol, Xanthinoxidasehemmer, Uricase, Fibrate, Phenylbutazon, Azlocillin.

!
- Die Blutprobe zur Messung der Harnsäure nach Gabe von Uricase muss nach Abnahme rasch auf Eis gelegt werden, damit das Enzym nicht ex vivo die Harnsäure abbaut und so ein falsch niedriger Wert gemessen wird.

Harnstoff im Serum

RB 10–50 mg/dl (1,64–8,18 mmol/l).
MA 1 ml Serum.
DD
- ↑: Niereninsuffizienz, proteinreiche Kost, Resorption von Blut im Gastrointestinaltrakt, Katabolie: Postaggressionsstoffwechsel, Glukokortikoidtherapie, postoperative schwere Herzinsuffizienz, Exsikkose.
- ↓: Schwere Lebererkrankung, metabolische Azidose.

HbA$_{1c}$

Synonym: Hämoglobin A$_{1c}$.

RB
- **Diagnosekriterium Diabetes mellitus (DDG-Leitlinie):**
    - Nichtdiabetiker: < 39 mmol/mol Hb (< 5,7 %).
    - Graubereich: 39–47 mmol/mol Hb (5,7–6,4 %).
    - Diabetes mellitus: > 48 mmol/mol Hb (> 6,5 %).
- **Verlaufsmonitoring:**
    - Optimale Einstellung gemäß Leitlinie DDG und NVL: 48–58 mmol/mol (6,5–7,5 %).
    - Alter und Komorbidität (je jünger und gesünder, desto näher am empfohlenen Ziel-HbA1c).
    - Ungenügende Einstellung (Gefahr von Spätkomplikationen und schweren Stoffwechselentgleisungen): > 8,5 %.

MA 2 ml EDTA-Blut.
Hämolyse vermeiden.
Nach Möglichkeit Blutentnahme beim nüchternen Pat.

DD ↑: Diagnostik und Verlaufskontrolle des Diabetes mellitus, abhängig von der Stoffwechseleinstellung.
Entsprechend der mittleren Erythrozytenlebenszeit ist der Wert des glykierten Hämoglobins erhöht bei länger andauernden Hyperglykämien während der letzten 4–8 Wo. vor der Untersuchung. Bei verkürzter Lebenszeit der Erythrozyten (z. B. Hämolyse, Hypersplenismus, Hämoglobinvarianten) ist der Wert vermindert.
Wegen seiner trägen Kinetik wird HbA$_{1c}$ nicht mehr zur Therapiekontrolle von Schwangeren empfohlen.

HBDH im Serum

Synonym: α-Hydroxybutyratdehydrogenase, LDH-1-Isoenzym (▶LDH).

RB 50–140 U/l (0,8–2,3 µmol/l × Sek.).

MA 1 ml Serum.
Hämolyse vermeiden, keine körperliche Belastung vor der Blutentnahme.

DD HBDH umfasst die Isoenzymformen 1 und 2 der LDH, die in Myokard und Erythrozyten in höherer Konzentration vorkommen. Aufgrund der langen HWZ wurde es zur Diagnostik des abgelaufenen Myokardinfarkts eingesetzt. Heute ist die Bestimmung obsolet.

↑: Myokardinfarkt (Aktivität der HBDH > 40 % der LDH-Aktivität, Anstieg nach 6–12 h, Maximum nach 30–72 h, Normalisierung nach 10–20 d), Hämolyse (Aktivität der HBDH > 60 % der LDH-Aktivität), Muskeldystrophie. Eine niedrige HBDH-LDH-Ratio kann auf einen Niereninfarkt hindeuten.

β-HCG im Serum

Synonym: Humanes Choriongonadotropin.

RB
- ≤ 5 U/l.
- **Postmenopausal:** ≤ 10 U/l.
- **Schwangerschaft:**
  - *3. SSW:* ≤ 50 U/l.
  - *4. SSW:* ≤ 400 U/l.
  - *7. SSW:* 5000–90.000 U/l.
  - *13. SSW:* 40.000–140.000 U/l.
  - *2. Trimenon:* 8000–100.000 U/l.
  - *3. Trimenon:* 5000–65.000 U/l.

MA 0,5 ml Serum.

DD
- ↑: Schwangerschaft ab 10. Tag post conceptionem, Gemini-Gravidität, dialysepflichtige Niereninsuffizienz postmenopausaler Frauen, Blasenmole, Chorionkarzinom, Keimzelltumoren des Hodens und extragonadaler Gewebe.
- ↓: Ektope Gravidität, gestörte Frühschwangerschaft (gemessen an der Schwangerschaftsdauer zu niedrige Werte).
- Zusammen mit der Bestimmung von AFP und freiem Östriol oder Pregnancy-associated plasma protein A (PAPP-A) als Hinweis für Trisomie 21 (sog. Triple-Test).
- Post partum Normalisierung innerhalb von ca. 11–17 Tagen.

β-HCG im Urin +

Synonym: Humanes Choriongonadotropin.
- **RB** Negativ.
- **MA** 5 ml Urin.
- **DD** ↑: Schwangerschaft ab 2 Wo. post conceptionem, ektope Gravidität, dialysepflichtige Niereninsuffizienz postmenopausaler Frauen, Blasenmole, Chorionkarzinom, Keimzelltumoren des Hodens und extragonadaler Gewebe.
  Nur qualitative Aussage möglich („Schwangerschaftstest"), keine verlässliche Aussage über das Schwangerschaftsstadium, ggf. zusätzliche Untersuchung: ▶ β-HCG im Serum.

Herzmuskulatur-Antikörper +++

- **RB** < 1 : 20.
- **MA** 1 ml Serum.
- **DD** Wegen fehlender Spezifität gibt es keine klare Indikation für die Untersuchung dieser Antikörper (IgG). Sie können bei verschiedenen Entzündungen des Herzmuskels auftreten.
  ↑: Kardiomyopathien (myofibrillärer Typ), Postkardiotomie-/Postmyokardinfarktsyndrom (myofibrillärer Typ), virale Perimyokarditis (myofibrillärer Typ), Kollagenosen (sarkolemmaler Typ).
  Die Untersuchung dient der ergänzenden Diagnostik zur Differenzierung infektiöse gegen autoimmune Auslösung einer (Peri-)Myokarditis.

5-HIES im Urin +++

Synonym: 5-Hydroxyindolessigsäure.
▶ Abb. 2.4.

RB	2–10 mg/d (10–50 µmol/d).
MA	20-ml-Aliquot eines 24-h-Sammelurins. Vorlage von 10 ml 25 % HCl. Lichtgeschützt.
	2 d vor und während der Sammelperiode keine Beeren, Bananen, Ananas, Nüsse, Melonen, Pflaumen, Tomaten, Mirabellen, Nikotin, Koffein.
	Wenn nicht kontraindiziert, Katecholamine, Methyldopa, Reserpin, Fluorouracil, Antikonvulsiva, Serotonin-Wiederaufnahmehemmer, Paracetamol, Salicylsäure vorher absetzen.
DD	↑: Karzinoidsyndrom (nicht obligat), paraneoplastisch bei verschiedenen Karzinomen.
	▶ Serotonin im Serum.

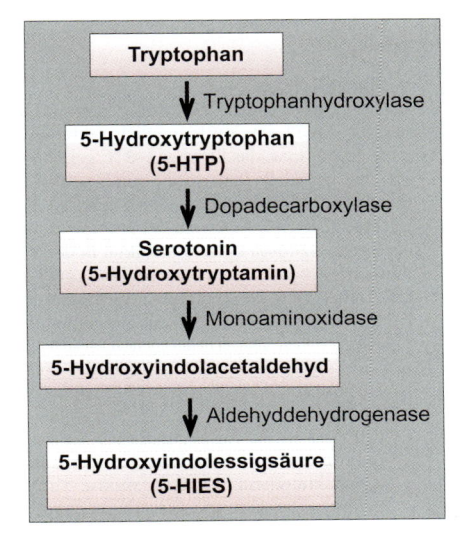

```
        Tryptophan
            │ Tryptophanhydroxylase
            ▼
     5-Hydroxytryptophan
          (5-HTP)
            │ Dopadecarboxylase
            ▼
         Serotonin
     (5-Hydroxytryptamin)
            │ Monoaminoxidase
            ▼
   5-Hydroxyindolacetaldehyd
            │ Aldehyddehydrogenase
            ▼
   5-Hydroxyindolessigsäure
          (5-HIES)
```

Abb. 2.4 Syntheseweg der 5-Hydroxyindolessigsäure aus Tryptophan [A300]

Histon-Antikörper +++

- **RB** Je nach Methode: Negativ oder < 25 U/l (ELISA).
- **MA** 1 ml Serum.
- **!** Fraktion der antinukleären Ak (▶ANA).
- **DD** ↑: Medikamentös induzierter Lupus erythematodes (95 %), systemischer Lupus erythematodes (30 %), chronische Polyarthritis (15 %).

HLA-B27 +++

- **RB** Ca. bei 6 % der Gesunden nachweisbar.
- **MA** 5 ml EDTA-Blut.
- **DD** Assoziiert mit HLA-B27: Morbus Bechterew (87 %), reaktive Arthritis, Psoriasisarthritis, enteropathische Arthritis, juvenile rheumatoide Arthritis.

Homozystein +++

- **RB** < 15 µmol/l.
- **MA** EDTA-, Zitratplasma oder Monovetten mit spezifischem Inhibitor. Das Plasma muss möglichst schnell von den Blutzellen getrennt bzw. das Blut bei 2–8 °C gekühlt gelagert werden, um eine artifizielle Freisetzung von Homocystein aus den Erythrocyten zu vermeiden. Anstieg um ca. 10 %/h! Röhrchen mit spezifischen Inhibitoren der Homozysteinfreisetzung sind verfügbar, dadurch bessere Stabilität in der Präanalytik.
- **!** Homozystein kann nach einer Mahlzeit um bis zu 30 % ansteigen. Daher sollte die Abnahme unbedingt nüchtern erfolgen.
- **DD**
  - Milde bis schwere Hyperhomozysteinämie: 15–100 µmol/l, sehr schwere Hyperhomozysteinämie > 100 µmol/l.
  - ↑: Mangel an Vitamin B_{12} und/oder Folsäure, genetische Disposition (Mutationen im MTHFR-Gen); Niereninsuffizienz.
  - Erhöhtes Risiko für koronare Herzerkrankung (1,7-mal), zerebrovaskuläre Erkrankungen (2,5-mal), arterielle Verschlusskrankheit (6,8-mal), venöse Thrombosen (Faktor unklar). Der Nutzen einer therapeutischen Senkung ist nicht belegt.

Homovanillinsäure im Urin +++

RB ≤ 10 mg/d.

MA 20 ml eines 24-h-Sammelurins, angesäuert mit 10 ml Eisessig oder 10 % HCl. Urin vor Entnahme des Aliquots gut mischen. Schwere körperliche Aktivität meiden. Wenn möglich, keine Barbiturate, Salicylate, Antihypertonika mit Beeinflussung der Adrenalinausschüttung (8 d Therapiepause), keine Röntgenkontrastmittel, die während der Sammelperiode über Niere ausgeschieden werden.
Diät: Verzicht auf Alkohol, Kaffee, Tee, Vit. B, Bananen 3 d vor Blutentnahme.

DD
- ↑: Phäochromozytom, Neuroblastom, Ganglioneurom, schwere arterielle Hypertonie.
- ↑: Karzinoid, Cushing-Syndrom, akuter Myokardinfarkt.
- Abbauprodukte der Katecholamine können trotz Vorliegen eines Phäochromozytoms normal sein, wenn nicht während einer Blutdruckkrise gesammelt wurde.
- Als primäre Untersuchung bei V. a. Phäochromozytom ist die Bestimmung von Normetanephrin und Metanephrin (aus 24-h-Sammelurin oder Plasma) besser geeignet.

IgG im Liquor

Synonym: Immunglobulin G.

RB
- 0,6–4 mg/dl.
- Quotient Liquor/Serum: ≤ 0,003.

MA 1 ml Liquor.

! Die Ig-Konzentration im Liquor ist von ihrer Serumkonzentration abhängig, daher ▶ IgG im Serum parallel bestimmen. Zur Differenzierung einer Schrankenstörung von einer intrathekalen Ak-Synthese ist der Liquor-Serum-Quotient des Albumins notwendig, beides sollte parallel bestimmt werden (▶ Albumin im Liquor). Ggf. Reiber-Schema verwenden.

DD Zur Differenzierung Schrankenstörung gegen lokale Ig-Synthese Bestimmung des **Delpech-Lichtblau-Quotienten = IgG-Index:**

$$\frac{\text{IgG im Liquor [mg/dl]}}{\text{IgG im Serum [g/dl]}} : \frac{\text{Albumin im Liquor [mg/dl]}}{\text{Albumin im Serum [g/dl]}}$$

Werte < 0,8 (laborabhängig) sprechen gegen eine lokale IgG-Produktion, Werte > 0,8 dafür. Bei entsprechender Fragestellung sollte diese Untersuchung auch für IgA und IgM erfolgen, darüber hinaus ggf. Untersuchung auf oligoklonale Banden.
▶ Liquoranalyse.

2.1 Alphabetisches Verzeichnis der Laborwerte

IgG-Subklassen im Serum +++ €

RB Methoden- und altersabhängig.
MA 5 ml Serum.
! Die Konzentrationen der IgG-Subklassen unterliegen starker Altersabhängigkeit, nachgewiesener IgG-Subklassen-Mangel bei klinischem Immundefekt stellt keine Diagnose dar, sondern erfordert weitere Abklärung. IgG-Subklassen-Mangel kann mit häufigen Atemwegsinfektionen, Sinusitiden, Asthma bronchiale, Bronchiektasien oder Diarrhöen einhergehen.

DD IgG_1:
- ↑: Autoimmunerkrankungen, HIV.
- ↓: IgG-Mangel aufgrund Verlust (nephrotisches Syndrom ▶ Immunglobuline im Serum, quantitativ).

IgG_2:
- ↑: Keine diagnostische Bedeutung, allergische Alveolitis.
- ↓: Oft kombiniert mit IgG_4-Subklassen-Mangel; häufigster hereditärer Subklassen-Mangel, geht einher mit gehäuften Infektionen der oberen und tiefen Atemwege, Anfälligkeit für Infektionen mit bekapselten Bakterien (z. B. *S. pneumoniae, H. influenzae*).

IgG_3:
- ↑: Keine diagnostische Bedeutung, HIV.
- ↓: Häufigster Subklassenmangel bei Erwachsenen, geht einher mit gehäuften respiratorischen Infekten.

IgG_4:
- ↑: Atopien, chronische Infektionen, Parasitosen, Mukoviszidose.
- ↓: Selektiver Mangel ohne klinische Relevanz, häufig im Kombination mit einem IgG_2-Mangel.

Immunfixation   + €

Synonym: Immunelektrophorese.

MA 2 ml Serum.
20 ml Urin.

DD
- Nachweis und Spezifizierung (IgG, IgA, κ, λ) einer monoklonalen Gammopathie.
- Immunfixation i. U. allenfalls als zusätzliche Untersuchung (Bence-Jones-Protein).
- Monoklonale Gammopathien treten auf bei malignen Grunderkrankungen: Plasmozytom, Morbus Waldenström und anderen Non-Hodgkin-Lymphomen, Leukämien, seltener bei anderen Malignomen.
- Fakultativ bei chronisch-aktiver Hepatitis, primär biliärer Zirrhose, Leberzirrhose, HIV-Infektion, AIDS, Autoimmunerkrankungen, Kollagenosen, Amyloidose, hereditärer Sphärozytose, ▶ Kälteagglutinine (IgM), „benigne monoklonale Gammopathie", z. B. des alten Menschen. Kann auch auftreten mit zunächst unklarer Signifikanz („MGUS").

Immunglobuline im Serum, quantitativ

Synonym: Ig.

RB
- **IgA:** 90–450 mg/dl.
- **IgD:** ≤100 U/ml.
- **IgE:**
  - ≤ 25 U/ml: Atopie unwahrscheinlich.
  - 26–100 U/l: Graubereich.
  - > 100 U/ml: Atopie wahrscheinlich.
- **IgG:** 800–1.800 mg/dl.
- **IgM:**
  - *Frauen:* 60–370 mg/dl.
  - *Männer:* 50–320 mg/dl.

MA 1 ml Serum.

DD
- **IgA:**
  - ↑: Monoklonale Gammopathie:
  ▶ Immunfixation.
  - Polyklonal: Chronische Infektionen v. a. der Schleimhäute, toxische Leberschädigung.
  - ↓: Angeborene oder erworbene Mangelzustände (Ak-Mangel-Syndrom, selektiver IgA-Mangel ist mit 1 : 700 der häufigste Immundefekt), chronisch-lymphatische Leukämie, Immunsuppression.
- **IgD:**
↑: Monoklonale Gammopathie:
▶ Immunfixation.
- **IgE:**
↑: Monoklonale Gammopathie:
▶ Immunfixation.
- Polyklonal: Atopien, Parasitosen, Morbus Hodgkin, AIDS, Aspergillose, Pemphigoid, Panarteriitis nodosa, Kawasaki-Syndrom, schwere Lebererkrankungen, Mukoviszidose, Hyper-IgE-Syndrom, zelluläre Immundefekte.
- **IgG:**
  - ↑: Monoklonale Gammopathie:
  ▶ Immunfixation.
  - Polyklonal: Infektionen, chronische Entzündungen, Leberzirrhose.
  - ↓: Nephrotisches Syndrom, angeborene oder erworbene Mangelzustände (Ak-Mangel-Syndrom), Immunsuppression ▶ IgG-Subklassen im Serum.

- **IgM:**
  - ↑: Monoklonale Gammopathie:
  ▶ Immunfixation.
  - Polyklonal: Akute Infektion, akuter Schub einer chronischen Entzündung, typischerweise bei primär biliärer Zirrhose.
  - ↓: Angeborene oder erworbene Mangelzustände (Ak-Mangel-Syndrom), chronisch-lymphatische Leukämie, Immunsuppression.

Immunkomplexe +++

RB Methodenabhängig.
MA 1 ml Serum frisch oder gefroren.
! Der Nachweis zirkulierender Immunkomplexe in niedriger Konzentration ist physiologisch. Die Bedeutung liegt vor allem in der Verlaufsbeobachtung und der Therapiekontrolle von Immunkomplexkrankheiten.

DD
- ↑: Systemischer Lupus erythematodes, rheumatoide Arthritis, andere Erkrankungen des rheumatischen Erkrankungskreises, Morbus Crohn, Colitis ulcerosa, Glomerulonephritis, Vaskulitiden, Granulomatosen, Hypersensitivitätsreaktionen mit Hämolyse und Thrombozytopenie; Morbus Bechterew, Morbus Reiter, Mukoviszidose; Infektionen: u. a. Zytomegalie, Toxoplasmose, Hepatitis, Malaria, Streptokokken, EBV, HIV, Lues.
- Fehlender Nachweis zirkulierender Immunkomplexe schließt eine Immunkomplexerkrankung nicht aus (gewebeständige Immunkomplexe). Bei Nachweis zirkulierender Immunkomplexe Charakterisierung der entsprechenden Ak möglich.

Inselzell-Autoantikörper +++

Synonym: ICA.
- **RB** < 2 JDF-Units.
- **MA** 1 ml Serum.
- **!** Immunfluoreszenztest auf ICA ist bei Vorliegen antinukleärer Ak nicht verwertbar. Nach Manifestation eines Diabetes mellitus sinkt die Häufigkeit nachweisbarer ICA: Nach 10 Jahren Krankheitsdauer sind noch 10 % der Diabetiker ICA-positiv.
- **DD**
  - ↑↑: Bei Gestationsdiabetes: Spricht für Diabetes Typ 1 mit Manifestation in der Schwangerschaft.
  - ↑: Bei 80 % der Typ-1-Diabetiker bei Erstmanifestation, bei Verwandten 1. Grades von Diabetikern (ohne klinische Manifestation).
  - Gleichzeitige Untersuchung auf ▶ Glutamatdecarboxylase-Antikörper (GADA) bei V. a. LADA-Diabetes (latent autoimmune diabetes in adults).
  - Weitere Bestimmung von ▶ Tyrosin-Phosphatase-Antikörper (IA2-Antikörper) und ▶ Insulin-Autoantikörper erhöht die diagnostische Sicherheit bezüglich der Prädikation des Auftretens eines Diabetes mellitus.

Insulin-Antikörper +++

Synonym: IAK.
- **RB** < 12 IE/ml.
- **MA** 1 ml Serum.
- **!** Nicht verwechseln mit ▶ Insulin-Autoantikörper (IAA)!
- **DD** ↑: Bei Bildung von Ak gegen exogenes Insulin im Rahmen einer Diabetestherapie. Insulin-Antikörper sind früher bei Verwendung von Schweine- oder Rinderinsulinen häufiger aufgetreten.

Insulin-Autoantikörper +++

Synonym: IAA.
- **RB** Negativ.
- **MA** 1 ml Serum.
- **!** Auftreten der Ak ist eng an das Lebensalter gebunden.
  Nicht verwechseln mit ▶Insulin-Antikörper (IAK).
- **DD** ↑: Bei diabetischen Kleinkindern in über 90 % nachweisbar, mit zunehmendem Lebensalter sinkt die Wahrscheinlichkeit des Nachweises.
  Erhöhte IAA haben einen hohen Vorhersagewert bezüglich des Auftretens eines Diabetes mellitus, wenn gleichzeitig auch andere diabetesassoziierte Autoantikörper nachweisbar sind. Gleichzeitige Untersuchung auf ▶Inselzell-Autoantikörper (ICA), ▶Glutamatdecarboxylase-Antikörper (GADA) und ▶Tyrosin-Phosphatase-Antikörper sind notwendig. Alleinig erhöhte Insulin-Autoantikörper sind nur mit einem geringen Risiko der Diabetesentstehung assoziiert.

Interleukin-6 +++ €

Synonym: IL-6.
- **RB**
  - **Erwachsene:** < 10 pg/ml.
  - **Bis 7. Lebenstag:** < 30 pg/ml, > 50 pg/ml → Hinweis auf neonatale Sepsis.
- **MA** 1 ml Serum oder Drainagen/Lavagen/Punktate.
- **DD** ↑: In den Flüssigkeiten entzündeter Körperhöhlen, im Serum Frühdiagnostik von akuten Infektionen, Hypoxie, systemischen Entzündungen, neonataler Sepsis und intrauterinen Infektionen.
- **!** Früher, aber sehr kurzfristiger Entzündungsmarker. Nie als alleinigen Entzündungsparameter bewerten! ▶CRP, ▶LBP.
  Ein Abfall beweist einen Entzündungsrückgang nicht (Immunparalyse) ▶Prokalzitonin, ▶LBP.

Intrinsic-Faktor-Antikörper +++

RB Negativ.
MA 1 ml Serum.
DD ↑: Typ-A-Gastritis mit und ohne perniziöse Anämie, hierbei auch ▶Parietalzell-Antikörper: Autoimmune Endokrinopathien, Vitiligo.
! Typ-A-Gastritis: Histologische Sicherung obligat!

Jo-1-Antikörper +++

RB Methodenabhängig: Negativ oder < 1 (ELISA).
MA 1 ml Serum.
DD ↑: Dermatomyositis (≤ 40 %), Polymyositis (≤ 40 %). Das Vorhandensein von Jo-1-Antikörpern spricht eher für einen schweren Krankheitsverlauf mit einer schlechten Prognose und der Neigung zu Rückfällen.

Kälteagglutinine +++

RB Negativ.
MA 10 ml Vollblut; Blutentnahme in vorgewärmtes Röhrchen, sofortiger Transport ins Labor bei 37 °C (z. B. in vorgewärmtem Sand), optimal ist die Blutentnahme im Labor.
DD
- **Passager:** Mykoplasmeninfektion, infektiöse Mononukleose, Zytomegalie (hierbei polyklonale Kryoglobulinämie).
- **Chronisch:** Lymphome, hier häufig bei monoklonaler Gammopathie, idiopathisch, hierbei monoklonale Kryoglobulinämie.

Kalium im Serum +

RB 3,7–5,1 mmol/l.
MA 1 ml Serum.
Falsch hohe Werte durch zu langes Stauen, Hämolyse und Thrombozytose.
DD
- ↓: *Renale Verluste:* Diuretika, Steroide, Hyperaldosteronismus, Cushing-Syndrom.
- *Enterale Verluste:* Diarrhö, Erbrechen, Fisteln, Laxanzien.
- *Verteilungsstörung:* Metabolische Alkalose, perniziöse Anämie unter Vit.-B_{12}-Substitution, Anbehandlung des diabetischen Komas, respiratorische Alkalose.
- ↑: *Verminderte renale Ausscheidung:* Niereninsuffizienz, kaliumsparende Diuretika, Hypoaldosteronismus, Nebennierenrinden-Insuffizienz.
- *Verteilungsstörung:* Azidose, massive Hämolyse, Zellzerfall, Succinylcholin.

Kalium im Urin +

RB	2–4 g/24 h (25–100 mmol/24 h).
MA	20 ml 24-h-Sammelurin.
!	Zur DD: ▶Natrium im Serum, ▶Natrium im Urin, z. B. Niereninsuffizienz.
	Zur DD: ▶Blutgasanalyse, z. B. metabolische Azidose.
DD	• ↓: Erbrechen, Durchfall, gastrointestinale Drainagen, Sonden, Fisteln, Morbus Addison, extrarenale Urämie, Laxanzienabusus.
	Oligurische Nephropathien: Glomerulonephritis, Pyelonephritis, Nephrosklerose, Salzverlustniere.
	• ↑: Polyurische Phase des akuten Nierenversagens, interstitielle Nephritis, renal-tubuläre Azidose, Fanconi-Syndrom, Bartter-Syndrom, Hyperaldosteronismus, Cushing-Syndrom, Conn-Syndrom, Hyperkalzämiesyndrom, Diabetes mellitus, metabolische Azidose und Alkalose, Diuretika, ACTH, Glukokortikoide, Aminoglykoside, Hunger.

Kalzitonin im Serum +++

RB	< 10 ng/l, Graubereich 10–100 ng/l.
MA	1 ml Serum; sofortige Probenaufbereitung oder Versand des eingefrorenen Materials.
DD	↑: C-Zell-Karzinom = medulläres Schilddrüsenkarzinom (stark), C-Zell-Hyperplasie im Rahmen eines MEN, paraneoplastisch bei anderen Tumoren: Mamma, Prostata, neuroendokrines System, z. B. kleinzelliges Bronchialkarzinom, terminale Niereninsuffizienz, Hypergastrinämie (Pentagastrin-Test ▶Kap. 4.1).

Kalzium im Serum

RB
- **Gesamtkalzium:** 2,15–2,58 mmol/l Erw.
- **Ionisiertes Kalzium:** 1,12–1,32 mmol/l

MA 1 ml Serum bzw. Lithium-heparinisiertes Vollblut für die BGA.

! Albuminabweichung bedingt gleichsinnige Abweichungen des Gesamtkalziums.
Falsch hohe Werte durch langes Stauen bei der Blutabnahme.

DD
- ↓: Vit.-D-Stoffwechselstörungen; Hypoproteinämie (nephrotisches Syndrom, Leberzirrhose), Hypoparathyreoidismus (DD ▶ Parathormon), Hyperphosphatämie, akute nekrotisierende Pankreatitis; Therapie mit Furosemid, Antiepileptika, Steroiden, Lithium, Propranolol.
- ↑: Paraneoplastisch, endokrin, V. a. primären und tertiären Hyperparathyreoidismus, Immobilisation, Sarkoidose, Morbus Paget, Thiazide, Tamoxifen, Vit. D, Vit. A, Lithium, Kationenaustauscher.

Kalzium im Urin

RB
- 0,1–0,4 g/24 h (< 3,8 mmol/24 h), < 4 mg (0,1 mmol)/kg Körpergewicht.
- Frauen: < 250 mg/24 h.
- Männer: < 300 mg/24 h.

MA 50 ml 24-h-Sammelurin. Ansäuerung mit HCl erforderlich.
Keine spezielle Diät notwendig.

! Immer in Zusammenhang mit Phosphatwerten i. S. und i. U. befunden.

DD
- ↑: Paraneoplastisch, Knochenfiliae, Hyperkalzämie, Immobilisation, Nephrolithiasis, primärer Hyperparathyreoidismus, Hyperthyreose, Cushing-Syndrom, Sarkoidose.
- ↓: Hypoparathyreoidismus, Niereninsuffizienz (auch bei kompensierter Retention).

Kardiolipin-Antikörper +++

RB	Negativ. ≤ 99. Perzentil gesunder Kontrollen.
MA	1 ml Zitratplasma.
DD	↑: Bei Antiphospholipidsyndrom mit rezidivierenden arteriellen oder venösen Thrombosen und/oder rezidivierenden (habituellen) Aborten, nichtinfektiöser Endokarditis, Thrombozytopenie, Hämolyse (primär oder als sekundäres Antiphospholipidsyndrom im Rahmen einer anderen Autoimmunerkrankung) ▶ Lupusantikoagulans.

β-Karotin im Serum +

RB	40–200 µg/l (0,7–3,7 µmol/l).
MA	1 ml Serum. Serum lichtgeschützt aufbewahren. Probe muss am Entnahmetag untersucht oder aber tiefgefroren versandt werden.
!	Vor Blutentnahme sollten Orangen, Karotten, Bräunungsmittel und die unten genannten Medikamente gemieden werden.
DD	• ↑: Fettstoffwechselstörungen, Schwangerschaft, Hypothyreose, nephrotisches Syndrom. • ↓: Malassimilationssyndrom (Steatorrhö), Malnutrition, Lebererkrankungen, Einnahme oraler Kontrazeptiva, Einnahme von Metformin, Kanamycin, Neomycin.

Komplement im Serum/C1-INH +++

Synonym: C1-Esterase-Inhibitor.

- **RB**
  - **Enzymatische Aktivität:** 70–130 %.
  - **Quantitativ:** 0,15–0,35 g/l.
- **MA**
  - Für die **Aktivitätsbestimmung** 5 ml Zitratplasma einfrieren und gefroren versenden.
  - Für die **quantitative Bestimmung:** 2 ml Serum, sofortige Weiterverarbeitung gewährleisten.
- **DD**
  - Verschiedene Kinine werden freigesetzt, die ein Angioödem auslösen. Zum Beispiel bei genetischer Disposition (hereditäres Angioödem) oder lymphatischen Malignomen mit erhöhtem Komplementumsatz.
  - Einteilung der hereditären Formen:
    - **Typ 1:** C1-INH Konzentration im Plasma vermindert (85 %).
    - **Typ 2:** C1-INH-Konzentration im Plasma normal, jedoch verminderte Funktion.
    - **Typ 3:** keine nachweisbare Anomalie des C1-INH, zumindest teilweise auf Störungen des FXII zurückzuführen.

Komplement im Serum/C3 +++

Synonym: C3-Komplementfaktor.

- **RB** 0,82–1,7 g/l.
- **MA** 1 ml Serum.
- **DD**
  - ↑: Akutphase entzündlicher Erkrankungen.
  - ↓: Angeborener Mangel, Verbrauch bei Immunkomplexerkrankungen, z. B. systemischem Lupus erythematodes, Kryoglobulinämie (▶ Kälteagglutinine), Glomerulonephritis (Grad der Erniedrigung korreliert mit Krankheitsaktivität).

Komplement im Serum/CH50 +++

Synonym: Gesamthämolytische Komplementaktivität.
RB 19,5–60 U/ml.
MA 2 ml Serum.
Sofortige Weiterverarbeitung gewährleisten bzw. Serum einfrieren und gefroren versenden.
DD Suchtest für alle Komplementaktivitätsminderungen („klassischer" Weg), Suchtest für den „alternativen" Weg → AP50 (nur Speziallabors).
- ↑: Infektionen (akut/chronisch).
- ↓: Synthesestörung und Komplementdefekte bei Erkrankungen des retikulozytären Systems.

Verbrauch: Immunkomplex- und Autoimmunerkrankungen (z. B. systemischer Lupus erythematodes), Vaskulitis mit Nierenbeteiligung (z. B. Poststreptokokken- und membranoproliferative Glomerulonephritis), Infektionen (z. B. Sepsis, Endokarditis, Hepatitis, Malaria).

Kortisol im Serum

RB
- **8:00 Uhr:** 5–25 µg/dl (138–690 nmol/l).
- **24:00 Uhr:** < 5 µg/dl (< 138 nmol/l).

MA 2 ml Serum.
Wenn nicht kontraindiziert: Glukokortikoide mindestens 3 d vorher absetzen. Stress vermeiden.

! Kortisol-Tagesprofil wesentlich aussagekräftiger als morgendlicher Kortisolwert. Gegebenenfalls ist eine ergänzende Kortisolbestimmung um 24:00 Uhr sinnvoll und ausreichend. Noch sensitiver sind die Kurztests, z. B. Dexamethason-Kurztest, ACTH-Kurztest (▶ Kap. 4.1).

DD
- ↑: Primäres und sekundäres Cushing-Syndrom (▶ Tab. 2.5), ektope, paraneoplastische ACTH-Produktion, orale Kontrazeptiva, Östrogene, letztes Schwangerschaftsdrittel, Nikotinabusus, Psychosen, ausgeprägte Adipositas.
- ↓: Nebennierenrinden-Insuffizienz, Hypopituitarismus, Leberzirrhose, renaler oder intestinaler Eiweißverlust.
- Kontrazeptiva und Östrogene erhöhen die Kortisolbindungskapazität im Blut und dadurch das Gesamtkortisol, dass üblicherweise bestimmt wird. Bei unklaren Fällen das freie Kortisol im Speichel (spezielle Küvetten für Speichel verwenden) oder im 24-h-Sammelurin bestimmen.

Bei pathologischen Werten Kortisol-Tagesprofil (▶ Kap. 4.1).
Dexamethason-Test (▶ Kap. 4.1).
ACTH-Test (▶ Kap. 4.1).
CRF-Test (▶ Kap. 4.1).

Tab. 2.5 DD Cushing-Syndrom

Parameter	ACTH-abhängig		ACTH-unabhängig	
	Zentral	Ektop	Adenom	Karzinom
Dexamethason-Hemmtest 2 mg	ns (ts)	ns	ns	ns
Kortisol im 24-h-Urin	erhöht	erhöht	erhöht	erhöht
ACTH-Spiegel	erhöht	erhöht	s	s
Dexamethason-Hemmtest 8 mg	ts – s	ns	ns	ns
CRH-Test (Kortisol)	()	–	– ()	– ()
CRH-Test (ACTH)	()	–	()	()

s = supprimiert; ns = nicht supprimiert; ts = teilsupprimiert; – = gleich bleibend, keine Dynamik; () z. T. stimulierbar.

Kreatinin im Serum +

RB
- **Männer:** 0,81–1,25 mg/dl (71–111 µmol/l) (über 50 Jahre bis 1,44 mg/dl, 127 µmol/l).
- **Frauen:** 0,66–1,09 mg/dl (58–96 µmol/l).
- Alters- und geschlechtsabhängig sowie methodenabhängig (Jaffe bzw. enzymatisch).

MA 1 ml Serum.

DD
- ↑: Chronische Niereninsuffizienz (jedoch erst bei > 50-prozentiger Reduktion der Filtrationsleistung erhöht), akutes Nierenversagen, akuter Muskelzerfall (Trauma, Verbrennung, akute Muskeldystrophie), Akromegalie, durch Cimetidin, Cotrimoxazol, Ciclosporin, Mefenaminsäure.
- ↓: Verminderte Muskelmasse, Gravidität, vermehrte Nierendurchblutung, z. B. bei Diabetes mellitus (Stadium I der diabetischen Nephropathie).

Kreatinin im Urin

RB 155–250 mg/dl (8,8–14 mmol/l).
MA 50 ml 24-h-Sammelurin.
DD
- ↑: Erhöhte Muskelmasse, akute (Crush-Niere) und chronische Myopathien, paroxysmale Myoglobinurie.
- ↓: Verminderte Muskelmasse, Niereninsuffizienz.

Kreatinin-Clearance
Endogene Kreatinin-Clearance (ECC)
Erfordert gleichzeitige Bestimmung des Serumkreatinins:

$$\frac{\text{Urinkreatinin} \times \text{Urinvolumen}}{\text{Serumkreatinin} \times \text{Zeit}} \left({}^{ml}/_{min/1{,}73m^2} \right) = ECC$$

Normwerte ohne Altersaufschlüsselung:
- *Männer:* > 95–160 ml/Min./1,73 m^2 (> 1,54–2,60 ml/s) (Methode: Jaffe).
- *Frauen:* > 98–156 ml/Min./1,73 m^2 (> 1,59–2,54 ml/s).
- *Enzymatische Methode:* Frauen und Männer: > 110 ml/Min./1,73 m^2.

! Im Alter ist die endogene Kreatinin-Clearance trotz normalen Serumkreatinins aufgrund der verminderten Muskelmasse vermindert.
Allgemein wird die GFR durch die endogene Kreatinin-Clearance zu hoch bewertet. Referenzmethode ist die gemessene Clearance (z. B. Inulin).

Kupfer im Serum +++

RB
- 70–140 µg/dl (11–22 µmol/l).
- **Männer:** 56–11 µg/dl.
- **Frauen:** 68–169 µg/dl.

MA 1 ml Serum.
Erhöhte Spiegel bei Einnahme oraler Kontrazeptiva.

DD
- ↓: Morbus Wilson (Urin-Kupferausscheidung auf > 100 mg/24 h erhöht (nach Gabe von D-Penicillamin, sonst < 40 µg/ml), ▶α2-Coeruloplasmin ↓), Menkes-Syndrom, nephrotisches Syndrom, Malabsorption, längerfristige parenterale Ernährung, Morbus Bechterew, Kwashiorkor.
- ↑: Leberzirrhose, Hämochromatose, Verschlussikterus, akute und chronische Entzündung, Anämie, Nekrose, Malignome, V. a. Leukämie, Morbus Hodgkin, Mammakarzinom, Gravidität im letzten Trimenon.

Laktat im Liquor, im Plasma +

RB
- **Liquor:** 11–19 mg/dl (1,1–2,1 mmol/l).
- **Plasma:** 5–15 mg/dl (0,6–1,7 mmol).

MA 2 ml Liquor.
5 ml Natriumfluoridblut.
Körperliche Aktivität und Alkoholkonsum können Werte um bis zu 100 % erhöhen, möglichst ungestautes Venenblut entnehmen.

DD
- ↑ **Liquor:** Bakterielle Meningitis > 30 mg/dl, korreliert mit Ausmaß des zerebralen Ödems und der Bewusstseinstrübung beim Hirninfarkt.
- ↑ **Plasma:** Gewebshypoxien (wichtiger Frühindikator, z. B. bei Mesenterialinfarkt), bakterielle Sepsis, Schock, Leberzirrhose, Thiaminmangel, HIV-Therapie mit nukleosidanalogen Reverse-Transkriptase-Inhibitoren (NRTI), metabolische Azidose (sekundär bei dekompensiertem Diabetes mellitus, postoperativ), Sport.

LBP +++ €

Synonym: Lipopolysaccharid(LPS)-bindendes Protein.
- **RB** 2,1–12,2 μg/l.
- **MA** 2 ml Serum.
- **DD** LBP ist ein vorwiegend in der Leber synthetisiertes Akutphaseprotein, dessen Serumkonzentration bei bakteriellen Infektionen sehr rasch (nach einigen Stunden) ansteigt. Parameter zur Differenzierung eines SIRS (systemic inflammatory response syndrome).

  ↑: Bakterieller Infekt, bei nicht wesentlich erhöhtem ▶ Interleukin 6 lokal begrenzt (z. B. Pneumonie), bei erhöhtem Interleukin 6 mit systemischer Entzündungsreaktion. Abdominelle Infektionen, hämolytisch-urämisches Syndrom.

LDH +

Synonym: Laktat-Dehydrogenase.
- **RB** 120–240 lE/l = Summe der 5 Isoenzyme.
- **MA** 1 ml Serum.
- **!** Differenzierung selten notwendig und teuer.
- **DD**
  - **Gesamt-LDH:**
    - ↑: Herzinfarkt-Spätdiagnostik (spezifischer: Troponine [▶ Troponin T und I, kardiales im Serum]), Myokarditis, Myopathie, kardiale Leberstauung, Hepatitis, Mononukleose, toxische Leberschäden, Gallenwegserkrankungen, Malignome, Lungeninfarkt, perniziöse und hämolytische Anämien.
  - **Isoenzyme:**
    - *LDH1 und LDH2* (= ▶ HBDH im Serum): Hämolyse, Myokardinfarkt, gestörte Erythropoese, Keimzelltumor.
    - *LDH3* ↑: Thrombozytenzerfall, Lungenembolie, Tumoren (v. a. hämatologische).
    - *LDH 4 + LDH5* ↑: Leber-, Gallenwegs- und Skelettmuskelerkrankungen.
  - **Gesamt-LDH/LDH1** (Quotient normal 1,38–1,64):
    - ↓: Herzinfarkt (Spätdiagnostik: Quotient bis 20. d < 1,3), Hämolyse, disseminierte intravasale Verbrauchskoagulopathie.
    - ↑: Leberparenchymschäden.

Leucin-Aminopeptidase im Serum +++

Synonym: LAP.
- **RB** 6–35 U/l.
- **MA** 1 ml Serum.
- **!** Sehr selten indiziert, z. B. bei unklarer Cholestase.
- **DD** ↑: Bei Cholestase: Toxisch (medikamentös, Alkohol), Ikterus, Cholangitis, primär biliäre Zirrhose, Schwangerschaft, Tumoren.

Leukozytendifferenzierung, zytochemische +++

- **RB** Nachweis intrazellulärer Enzymaktivität durch Substratabbau, sichtbar gemacht durch Farbstoffniederschlag (Lichtmikroskopie).
- **MA** Luftgetrocknete Blut- und Knochenmarkausstriche oder -schnitte. Zur Differenzierung pathologischer Blutbilder sowie für spezielle Fragestellungen werden zytochemische Färbemethoden angewendet.
- **!** Zytochemische Untersuchungen nicht an Ausstrichen älter als 3 d durchführen, da Aktivitätsverlust der zu untersuchenden Enzyme.
- **DD** ▶ Tab. 2.6

Tab. 2.6 Zytochemische Leukozytendifferenzierung

Enzym	Bewertung
Peroxidase	Differenzierung der akuten Leukämien: • Positiver Nachweis: Myeloisch • Negativer Nachweis: Lymphatisch
Alkalische Leukozyten-phosphatase	• Verminderte Aktivität: CML, PNH • Erhöhte Aktivität: Myelofibrose, Polycythaemia vera, myeloproliferative Erkrankungen
Unspezifische Esterase	Abgrenzung der akuten myeloischen Leukämie mit monozytärer Differenzierung
Saure Phosphatase	Positiver Nachweis bei: Haarzellleukämie, akuter promyelozytärer und akuter myelomonozytärer Leukämie, akuter Erythroleukämie und akuter megakaryoblastärer Anämie
PAS-Reaktion	Nachweis von Glykogen in Knochenmarkzellen bei: Erythroleukämie, akuter, megakaryoblastärer Anämie und ALL
Terminale Desoxynukleotidyltransferase	Abgrenzung lymphatischer Leukämien

LH im Serum +++

Synonym: Luteinisierendes Hormon.

RB
- **Frauen:**
  - *Präpubertär:* < 3 U/l.
  - *Follikelphase:* 2–15 U/l.
  - *Ovulationsphase:* 22–105 U/l.
  - *Lutealphase:* 0,6–19 U/l.
  - *Postmenopause:* 16–64 U/l.
- **Männer:**
  - *Präpubertär:* < 3 U/l.
  - *Postpubertär:* 2–12 U/l.

MA 1 ml Serum.

! Ist das LH niedrig, kann zur weiteren Abklärung ein LHRH-Test (▶ Kap. 4.1) indiziert sein.

DD Überprüfung der Gonadenfunktion, DD: Zyklusstörung, Hypogonadismus, Bewertung immer im Kontext mit FSH.

Frauen:
- ↑: Ovarialinsuffizienz (sekundäre), z. B. Z. n. Chemotherapie, Kastration, Lutealphase, Menopause.
- ↓: Ovarialinsuffizienz (primär), z. B. Östrogentherapie, ektope Steroidproduktion, Hypophyseninsuffizienz → LHRH-Test.

Männer:
- ↑: Hypogonadismus (primär), z. B. Z. n. Kastration, Anorchie, Morbus Klinefelter und Z. n. Chemotherapie.
- ↓: Hypogonadismus (sekundär), z. B. Leberfunktionsstörung, Östrogentherapie, Hypophyseninsuffizienz → LHRH-Test.

Lipase im Serum +

RB < 190 U/l.
MA 1 ml Serum.
! Anstieg 5–6 h nach Symptombeginn (akute Pankreatitis).
DD ↑: Akute/chronische Pankreatitis, Ausmaß der Lipaseerhöhung korreliert nicht mit Schwere der Erkrankung. Colitis ulcerosa, Morbus Crohn; Verlaufskonkrolle nach ERCP.

Bei akuter Pankreatitis ist die Lipase (HWZ 6 h) länger erhöht als die Amylase (HWZ 3–6 h). Bei Niereninsuffizienz (Dialyse) sind erhöhte Werte ohne klinische Relevanz, da die Lipase renal eliminiert wird (▶ α-Amylase im Serum).

Lipidstatus im Serum

RB
- **Gesamtcholesterin:** < 200 mg (< 5,2 mmol/l).
- **LDL-Cholesterin nach ESC/EAS Guidelines 2016** (Catapano AL et al. ESC/EAS Guidelines for the Management of Dyslipidaemias. Eur Heart J, 2016;37(39):2999–3058):
  - *SCORE*-Risiko 5–10 %:* ≤ 115 mg/dl (≤ 3,0 mmol/l).
  - *1 schwerwiegender RF:* z. B. Gesamtcholesterin > 310 mg/dl, schwere arterielle Hypertonie, SCORE*-Risiko 5–10 %: ≤ 100 mg/dl (≤ 2,6 mmol/l).
  - *Höchstes Risiko:* KHK oder Äquivalente, Diabetes mellitus mit Endorganschädigung, SCORE*-Risiko ≥ 10 %: ≤ 70 mg/dl (≤ 1,8 mmol/l).
  - * *SCORE:* Systematic Coronary Risk Estimation (10-Jahres-Risiko)
- **HDL-Cholesterin:**
  - *Frauen:* > 45 mg/dl (> 1,2 mmol/l).
  - *Männer:* > 35 mg/dl (> 0,9 mmol/l).
- **LDL/HDL-Quotient:** Obsolet.
- **NON-HDL-Cholesterin:**
  - Verbesserte Risikoabschätzung bei komb. Hyperlipidämien und relevanten Begleiterkrankungen z. B. Diabetes, Niereninsuffizienz.
  - Spezifischer Zielwert: > 30 mg/dl (0,8 mmol/l) als der korrespondierende LDL-C-Zielwert.
- **Triglyzeride:** < 150 mg/dl (< 1,7 mmol/l).
- **Lipoprotein (a):** < 30 mg/dl; < 75 nmol/l.

MA 1 ml Serum, 12 h vorher nüchtern.
DD Klassifizierung nach Frederickson (▶Tab. 2.7).
! Die teurere Lipoproteinelektrophorese liefert außer einem Chylomikronennachweis keine zusätzlichen Informationen. Für Chylomikronen Kühlschranktest: Sie rahmen auf Serum nach 24 h ab.

Tab. 2.7 Hyperlipidämien – Klassifizierung nach Frederickson

Typ	LDL-Cholesterin	Triglyzeride	Chylomikronen
I	–	↑↑↑	+*
IIa	↑	–	–
IIb	↑	↑	–
III	Rechnerisch ↑**	↑↑	–
IV	–	↑↑	–
V	–	↑↑↑	+

* Unterscheidung vom Typ V durch Betrachtung nach Kühlschranktest: Typ I: Unterstand klar, Typ V: Unterstand trüb.
** In der Ultrazentrifuge wahrheitsgemäß erniedrigt. Der V. a. Typ III entsteht bei ausgeprägter Erhöhung von Triglyzeriden *und* Cholesterin. Bestätigung: Apolipoprotein-E-Polymorphismus (E2/E2) (▶Tab. 2.17).

Lipoprotein (a) +

Synonym: Lp (a).
RB < 30 mg/dl; < 75 nmol/l (Umrechnung nicht möglich).
MA 1 ml Serum.
DD
- Früherkennung eines erhöhten Atheroskleroserisikos; individuelle Höhe ist genetisch determiniert und kaum beeinflussbar, Assoziation mit kalzifizierender Aortenstenose.
- ↑: Nephrotisches Syndrom, Niereninsuffizienz.
- Bestimmung bei ausgewählten Hochrisikopatienten: Bereits bestehende progredient verlaufende Atherosklerose und Patienten mit familiärer Belastung.

▶ Lipidstatus im Serum.

Liquoranalyse

RB
- **Zellen:** < 15/3 oder < 5/µl.
  - *Lymphozyten:* 30–60 %.
  - *Monozyten:* 30–50 %.
  - *Neutrophile:* < 3 %.
  - Restliche selten.
- **Eiweiß:** 15–45 mg/dl.
- **Albumin:** 11–35 mg/dl.
- **IgA:** 0,15–0,6 mg/dl.
- **IgG:** 2–4 mg/dl.
- **IgM:** < 0,1 mg/dl.
- **Glukose:** 45–70 mg/dl (2,5–3,9 mmol/l).
- **Laktat:** 11–19 mg/dl (1,2–2,1 mmol/l).
- **Liquordruck:** 5–18 cm H$_2$O (0,6–1,8 kPa).

MA 5 ml Liquor, gleichzeitig Entnahme von 5 ml Serum zur Bestimmung des Gradienten Serum – Liquor.

DD
- **Zellen:**
  - Bakterielle Meningitis: > 1.000/µl, virale Meningitis: > 100–1.000/µl, bei Tuberkulose meist < 400/µl.
  - Bakterielle Infektionen: Polynukleäre/neutrophile Zellen.
  - Virale Infektionen: Mononukleäre/lymphozytäre Zellen.
  - Nachweis von pathologischen Zellen bei Hirntumoren/Metastasen.
  - Blutbeimengung bei Trauma/Gefäßruptur/traumatischer Punktion.
- **Eiweiß:**
  - Pandy-Reaktion: Optische Quantifizierung der Trübung.
  - Bakterielle Meningitis: > 1.000 mg/dl.
  - Virale Meningitis: < 100 mg/dl.
  - Tuberkulose, Enzephalitis meist < 400 mg/dl.
  - Kompressionssyndrom bis 4.000 mg/dl.
  - Polyradikulitis bis 2.000 mg/dl.
- **Albuminquotient (Albumin i. L./i. S.):** Normal < 0,007.
- **IgG-Index (Liquor IgG/Serum IgG):**
  - Normal: < 0,0031.
  - ▶ IgG im Liquor.
- **Glukose:**
  - Normal: 60–70 % des Serum-BZ (immer simultan bestimmen).
  - Bei tuberkulöser und bakterieller Meningitis: < 50 %.

LKM-Antikörper +++ €

Synonym: Liver-kidney microsomal antibodies.
RB Negativ.
MA 1 ml Serum.
DD ↑: Autoimmunhepatitis Typ 2a und 2b.
Zur weiteren Diagnostik bei V. a. Autoimmunhepatitis sinnvolle Ak: ▶ANA, ▶AMA, ▶SLA-Antikörper, Hepatitis-C-Virus-Ak (▶Kap. 3.2).
Ak-Tabelle (▶Tab. 2.15).

Lupusantikoagulans +++

RB Negativ.
MA Zitratplasma.
! Eine funktionelle Untersuchung kann unter Antikoagulation mit Heparin oder Vit.-K-Antagonisten nicht durchgeführt werden!
DD ↑: Antiphospholipidsyndrom mit rezidivierenden arteriellen oder venösen Thrombosen, nichtinfektiöse Endokarditis, rezidivierende (habituelle) Aborte, Thrombozytopenie, Hämolyse (primär oder als sekundäres Antiphospholipidsyndrom im Rahmen einer anderen Autoimmunerkrankung), Infektionen besonders in der Pädiatrie (Bakterien, Viren, Protozoen).
▶Kardiolipin-Antikörper.

Lymphozyten im Blut

RB
- **Gesamt:** 1,5–4,0/nl; 18–45 % der Leukozyten.
- **B-Lymphozyten:** 70–300/µl (3–12 %)
  - *CD19:* 7–23 %.
  - *CD20:* 7–23 %.
- **T-Lymphozyten:** 750–2.000/µl (55–80 %).
  - *CD4-Zellen/Helferzellen:* 500–1.200/ml (30–50 %).
  - *CD8-Zellen/Suppressorzellen:* 200–750/ml (20–35 %).
  - Ratio CD4/CD8 = 0,8 bis > 2.
  - *Natural-Killer-Zellen (NK):* 30–320/ml (5–10 %).

MA 5 ml EDTA-Blut für Durchflusszytometrie.

DD
- ↑: Keuchhusten, Tuberkulose, Lues, Brucellose, Röteln, Mononukleose, Zytomegalie, Hepatitis A, Viruspneumonie, akute lymphatische Leukämie (Lymphoblasten), chronisch-lymphatische Leukämie, malignes Lymphom, Morbus Waldenström, systemischer Lupus erythematodes.
- ↓: Miliartuberkulose, Malignome, V. a. Lymphom, Morbus Hodgkin, systemischer Lupus erythematodes, Ak-Mangel-Syndrom, AIDS (v. a. CD4-Lymphozyten ↓), Therapie mit Zytostatika, Glukokortikoiden, ionisierenden Strahlen.

▶ Blutbild.

! Wichtige Untersuchung zur Phänotypisierung und Klassifikation von Leukämien.

Magnesium im Serum

RB
- **Frauen:** 0,77–1,03 mmol/l, 1,9–2,5 mg/dl.
- **Männer:** 0,73–1,06 mmol/l, 1,8–2,6 mg/dl.

MA 2 ml Serum.

DD
- ↓: Parenterale Ernährung, Alkoholismus, Magensaftverlust, Diarrhö, Pankreatitis, Plasmozytom, Gravidität, Hyperparathyreoidismus, Hyperthyreose, Hyperaldosteronismus, Diabetes mellitus, Diuretika, Cisplatin-Therapie, idiopathisch.
- ↑: Oligurie, Niereninsuffizienz, Mg^{2+}-haltige Infusionen, orale Mg^{2+}-„Substitution", Laxanzien und Antazida.

Makro-CK im Serum +++

Synonym: Makro-Kreatinkinase.
RB Normalerweise nicht nachweisbar.
MA 2 ml Serum.
! Zur Abklärung von unklaren Erhöhungen der CK-MB und der Gesamt-CK (CK-MB-Anteil > 30 %) ▶CK.
DD
- **Typ 1:** Komplexe aus Immunglobulinen (IgA + IgG) und CK-BB ohne Krankheitswert, meist Frauen > 70 J.
- **Typ 2:** Oligomere aus Kreatinkinase-MiMi (CK-MiMi) bei z. B. Paraneoplasie, Leberzirrhose, Lyell-Syndrom.

Met-Hb im Blut +

Synonym: Met-Hämoglobin im Blut.
RB < 1 %.
MA 1 ml EDTA-Blut.
DD ↑: Raucher, hereditäre Methämoglobinämie (Met-Hb-Reduktase-[Diaphorase]-Mangel), toxische Methämoglobinämie: Analgetika, Chinin, Sulfonamide, Aniline und Nitrate.
Klinik: < 15 % asymptomatisch; 16–45 % zunehmende Zyanose; 45–70 % schwere Zyanose; > 70 % fakultativ letal.

β_2-Mikroglobulin +++

RB
- **Serum:**
  - *< 60 J.:* < 2,5 mg/l.
  - *> 60 J.:* < 3,0 mg/l.
- **Urin:** < 0,4 mg/dl.

MA 2 ml Serum.
50 ml Urin.

! **Serum:** Wichtig zur Verlaufsbeurteilung ist eine konstante Nierenfunktion, da β_2-Mikroglobulin bei Niereninsuffizienz retiniert wird = falsch hohe Werte.
Urin: Bei Serumwerten > 6 mg/dl Überlaufphänomen und Werte nicht mehr verwertbar.
pH mitbestimmen, da bei pH < 5,5 instabil, ggf. neutralisieren mit NaOH.

DD
- ↑ **Serum: Hodgkin-Lymphome, Non-Hodgkin-Lymphome,** multiples Myelom, **HIV-Infektion,** Autoimmunerkrankungen, Glomerulonephritis, unter Hämodilalyse, Abstoßungsreaktion nach allogener Knochenmarkstransplantation.
- **Urin:** erhöht bei renaler tubulärer Schädigung v. a. durch Schwermetalle (Cadmium, Quecksilber etc.).

Myoglobin im Serum +

RB
- **Frauen:** < 65 µg/l.
- **Männer:** < 75 µg/l.

MA 1 ml Serum.

DD ↑: Myokardinfarkt (meist schon 1,5–2 h nach dem Ereignis), Crush-Niere (z. B. nach Trauma), Skelettmuskelerkrankungen (auch Ischämie, z. B. Kompartmentsyndrom), Nierenversagen (akut), maligne Hyperthermie.

! Nachteil: Geringe Spezifität, zum Nachweis eines Myokardinfarktes nicht geeignet; dieser erfolgt durch ▶Troponin-T- oder -I-Bestimmung.
Stellenwert in der Reperfusionsanalytik nach Koronarintervention oder Thrombolyse aufgrund des raschen Anstieges nach Wiederherstellung der myokardialen Mikrozirkulation.

Natrium im Serum

RB 135–144 mval/l (135–144 mmol/l).
MA 2 ml Serum.
DD
- ↑: Diarrhö, Fieber, Schwitzen, mangelnde Wasserzufuhr, Polyurie, Diabetes insipidus centralis und renalis, zentrale Osmoregulationsstörung, Hyperaldosteronismus, Glukokortikoidtherapie.
- ↓: Erbrechen, Diarrhö, renale Salzverluste, Verbrennungen, Trauma, osmotische Diurese (Diabetes mellitus), Hypoaldosteronismus, Syndrom der inadäquaten ADH-Sekretion (SIADH), Porphyrie, Diuretika, Antidiabetika, Zytostatika, Sedativa, trizyklische Antidepressiva.

Natrium im Urin

RB 50–200 mmol/24 h. Beim Fasten Abfall bis nahe 0.
MA 50 ml 24-h-Urin.
DD
- ↑: Nierenversagen, Salzverlustniere, Fanconi-Syndrom, Hypoaldosteronismus, SIADH (hierbei Na^+ im Serum ↓), Glukokortikoidmangel, Alkalose, Ketoazidose, alimentär.
- ↓: Alimentär, Erbrechen, Diarrhö, Pankreatitis, nephrotisches Syndrom, verminderte glomeruläre Filtration, dekompensierte Herzinsuffizienz, Cushing-Syndrom, primärer Hyperaldosteronismus, Stress (auch postoperativ), hepatorenales Syndrom, Wasserintoxikation.

Nebennieren-Antikörper +++

RB Negativ.
MA 1 ml Serum.
DD ↑: Morbus Addison (bei Autoimmungenese in 70 % L).
Morbus Addison tritt häufig im Rahmen eines polyglandulären Autoimmunsyndroms auf mit Nebennierenrinden-Insuffizienz, Hashimoto-Thyreoiditis, Diabetes mellitus Typ 1, Typ-A-Gastritis.

Noradrenalin im Plasma, im Urin +++

RB
- **Noradrenalin im Plasma:**
  - *Adrenalin:* < 50 pg/ml
  - *Noradrenalin:* < 600 pg/ml
  - *Dopamin:* < 50 pg/ml
  - *Freie Metanephrine:* < 90 pg/ml
  - *Normetanephrin:* < 200 pg/ml
- **Noradrenalin im Urin:** Altersabhängig.
  - *Kinder bis 1 Jahr:* ≤ 10,0 µg/die
  - *Kinder 1–2 Jahre:* ≤ 17,0 µg/die
  - *Kinder 2–4 Jahre:* ≤ 29,0 µg/die
  - *Kinder 4–7 Jahre:* ≤ 45,0 µg/die
  - *Kinder 7–10 Jahre:* ≤ 65,0 µg/die
  - *Kinder 10–18 Jahre:* 23–105 µg/die
  - *Erwachsene:* 23–105 µg/die

MA 5 ml EDTA-Plasma Spezialröhrchen, Blutentnahme während der hypertensiven Krise am sinnvollsten.
10 ml Urin aus 24-h-Urin (Urin muss über 10 ml 10-prozentiger Salzsäure gesammelt werden).

!
- Für 8 d vor dem Sammeln: Keine Medikation mit Methyldopa, Kallikrein, Vit. B.
- Ab 12 h vor Blutentnahme kein Alkohol, Kaffee, Nikotin, Tee und keine Bananen.
- Im Plasma: Patient muss nach Legen eines venösen Zugangs 30 Min. liegen.

DD
- ↑: Phäochromozytom, Neuroblastom, Ganglioneurom.
- Kann gering erhöht sein bei Karzinoid, Hypertonie, Cushing-Syndrom, ggf. Untersuchung wiederholen.

▶ Dopamin im Urin, ▶ Adrenalin im Plasma, im Urin, ▶ 5-HIES im Urin.

nRNP-Antikörper +++

Synonym: U1-RNP-Ak.
- **RB** ≤ 1.
- **MA** 1 ml Serum.
- **DD** ↑: Systemischer Lupus erythematodes (32 %), Sharp-Syndrom (90 %) (▶ Tab. 2.16).

NT-ProBNT/BNP +++

- **RB**
  - **NT-ProBNP:** Herstellerabhängig.
  - **BNP:** Herstellerabhängig.
- **MA** 1 ml Serum.
- **DD**
  - ↑: Bei Herzinsuffizienz, aber auch bei Niereninsuffizienz, GFR < 30 ml/min.
  - Differentialdiagnsotik der akuten Dyspnoe: kardial vs. pulmonal.
  - Nachweis einer diastolischen Herzinsuffizienz (HFpEF).
  - Kein Nutzen bei der Steuerung der Herzinsuffizienztherapie (Felker GM et al. JAMA 2017; 318(8):713–720).
- **!** NT-ProBNP hat mit 70 Min. eine längere HWZ als BNP (5 Min.).

Osmolalität im Serum, im Urin

RB ▶ Tab. 2.8
MA 1 ml Serum; 10 ml Urin.

> **CAVE**
> **Faustregel zur Abschätzung der Serumosmolalität**
> Osmolalität = 2 × Na$^+$ + Glukose + Harnstoff
> (Konzentration in mmol/l).
> Regel gilt nicht, wenn andere osmotisch wirksame Substanzen stark erhöht sind, z. B. beim hyperosmolaren Koma!

DD
- **Serum:**
  - *Osmolalität ↓ und Na$^+$-Konzentration ↓:* Erkrankungen mit Hypervolämie und Hyponatriämie, z. B. Herzinsuffizienz, Leberzirrhose, primäre Polydipsie.
  - *Osmolalität normal und Na$^+$-Konzentration ↓:* Pseudohyponatriämie (z. B. Hyperlipoprotein-, Makroglobulinämie).
  - *Osmolalität ↑ und Na$^+$-Konzentration ↑:* Niereninsuffizienz, Diabetes insipidus centralis und renalis, Fieber, → Hypernatriämie.
  - *Osmolalität und Na$^+$-Konzentration ↓:* „Watershift-Hyponatriämie", größere Mengen osmotisch aktiver Substanzen im Plasma (z. B. Alkohol, retentionspflichtige Substanzen, Glukose).
- **Urin:**
  - ↓: Diabetes insipidus centralis und renalis, osmotische Diurese, z. B. Glukose.
  - ↑: Diarrhö, Fieber, Volumenmangel.

Tab. 2.8 Osmolalität im Serum

Material	Klientel		Norm
Plasma, Serum	Erwachsene		280–300 mosmol/kg
	Kinder	1. Tag	276–305 mosmol/kg
		7 Tage	274–305 mosmol/kg
		28 Tage	275–300 mosmol/kg
Urin			50–1200 mosmol/kg

Osteocalcin im Serum +++

RB 3–13 µg/l.
MA 1 ml Serum. Blutentnahme nüchtern zwischen 8:00 und 9:00 Uhr, rasch weiterverarbeiten oder gefrieren, da instabil.
DD
- ↑: Erhöhte Osteoblastenaktivität: Hyperparathyreoidismus (primär und sekundär), Knochenfiliae, Osteomalazie (kann auch bei Osteoporose erhöht sein), Morbus Paget, Karzinome mit Knochenmetastasen.
- ↓: Hypoparathyreoidismus, Gravidität, Steroidmedikation.

Parathormon +++

Synonym: PTH, intaktes
RB Intaktes PTH: 15–65 pg/ml. (1,5–6,5 pmol/l)
MA Intaktes PTH: Serum, Plasma. Probe rasch verarbeiten und Serum einfrieren, Blutentnahme morgens (zirkadiane Spiegel!). Optional gleichzeitige Bestimmung der längerlebigen Fragmente N-terminal und mittelregionales Parathormon, um Sensitivität und Spezifität zu erhöhen → meist Rücksprache mit Labor notwendig.
! Zur DD sind folgende Parameter zusätzlich zu bestimmen: Kalzium i. S., Phosphat i. S., ggf. Vit. D i. S. und Kreatinin i. S., ggf. i. U.
DD
- **Parathormon/Fragmente ↑↑, Phosphat i. S. ↑, Ca^{2+} i. S. ↓:** Sekundärer Hyperparathyreoidismus bei Niereninsuffizienz.
- **Parathormon/Fragmente ↑, Phosphat i. S. ↓, Ca^{2+} i. S. ↑:** Primärer Hyperparathyreoidismus.
- **Parathormon/Fragmente ↑, Phosphat i. S. (↓), Ca^{2+} i. S. ↓:** Sekundärer Hyperparathyreoidismus bei Malabsorptionssyndrom.
- **Parathormon/Fragmente ↑, Phosphat i. S. ↑, Ca^{2+} i. S. ↓:** Pseudohypoparathyreoidismus.
- **Parathormon/Fragmente ↓, Ca^{2+} i. S. ↓:** Hypoparathyreoidismus.
- **Parathormon/Fragmente ↓, Ca^{2+} i. S. ↑:** Tumorhyperkalzämien, Sarkoidose, Vit.-D-Überdosierung.
- **Kurze In-vivo-HWZ** (ca. 2 Min.), daher lässt sich ein PTH-Abfall bei Parathyreoidektomie intraoperativ bestimmen. Vorab zur Planung Rücksprache mit dem Labor halten!

Parietalzell-Antikörper +++

Synonym: APCA.
- **RB** Negativ.
- **MA** Serum.
- **DD** ↑: Typ-A-Gastritis mit und ohne perniziöse Anämie (▶ Intrinsic-Faktor-Antikörper), autoimmune Endokrinopathien, Vitiligo.
- **!** Typ-A-Gastritis: Histologische Sicherung obligat!

Phosphat im Serum +

Synonym: Anorganisches Phosphat.
- **RB** 0,84–1,45 mmol/l (2,6–4,5 mg/dl)
- **MA** 1 ml Serum, Heparinplasma.
  Patient muss nüchtern sein.
  Erniedrigte Werte unter Diuretikatherapie möglich, ggf. Therapiepause.
- **!** Immer im Zusammenhang zu Kalzium i. S. und alkalischer Phosphatase beurteilen, da falsch hohe Werte bei Hämolyse, monoklonaler Gammopathie und Fettstoffwechselstörung möglich sind.
- **DD**
  - ↓: Primärer Hyperparathyreoidismus, Sepsis, Alkoholismus, Vit.-D-Mangel, Malabsorption, Erbrechen, Diarrhö, renal-tubuläre Defekte, Azidose, respiratorische Alkalose, Anorexia nervosa, bei Therapie des Coma diabeticum.
  - ↑: Niereninsuffizienz, wenn glomeruläre Filtrationsrate < 25 ml/Min., Hypoparathyreoidismus, sekundärer Hyperparathyreoidismus bei Dialyse-Pat., katabole Zustände, Tumorlysesyndrom, Crush-Syndrom, phosphathaltige Laxanzien und Infusionen, Vit.-D-Zufuhr.

Phosphat im Urin +

RB	13–42 mmol/24 h.
MA	24-h-Sammelurin.
!	Gleichzeitig Kalzium i. S. und Kreatinin i. S. bestimmen.
DD	- ↓: Niereninsuffizienz, Hypoparathyreoidismus, Vit.-D-Mangel, Hypothyreose, Akromegalie.
- ↑: Primärer Hyperparathyreoidismus, renal-tubuläre Azidose, Knochentumoren und Metastasen.

Phospholipid-Antikörper +++

Synonym: Cardiolipin-Ak

RB	- **IgM:** ≤ 5 U/ml.
- **IgG:** ≤ 11 U/ml.
MA	Serum.
!	Falsch-positiver VDRL-Test bei Vorliegen von Phospholipid-Ak (Lues-Serologie, ▶ Kap. 3.2).
DD	↑: Lupus erythematodes und andere Autoimmunerkrankungen, medikamenteninduzierter Lupus, maligne Erkrankungen, Sneddon-Syndrom (Vaskulitis mit Livedo racemosa, assoziiert mit zerebralen Insulten), parainfektiös.
Phospholipid-Antikörper sind assoziiert mit rezidivierenden arteriellen und venösen Thrombosen, tiefen Beinvenenthrombosen, anderen Phlebothrombosen ungewöhnlicher Lokalisation, Hirninfarkten, habituellen Aborten.
Weitere Differenzierung möglich, z. B. ▶ Lupusantikoagulans, empfehlenswert bei entsprechender Symptomatik.

Pleurapunktat

RB
- **Transsudat:** Spezifisches Gewicht < 1.016, Eiweiß < 3,0 g/dl, Erythrozyten < 10.000/µl, Glukose = Serum-Glukosespiegel, Laktat 5–45 mg/dl, Leukozyten < 1.000/µl, LDH < 200 U/l, pH > 7,2.
- **Exsudat:** Spezifisches Gewicht > 1.016, Eiweiß > 3,0 g/dl, Erythrozyten > 100.000/µl (Tumor, Trauma), Glukose < 60 mg/dl (bei Tuberkulose) und < 30 mg/dl (bei rheumatoider Arthritis, Empyem, Malignom), Laktat 45–210 mg/dl, Leukozyten > 1.000/µl, LDH > 200 U/l, pH < 7,2, Cholesterin > 50 mg/dl, Amylase > 500 U/ml.

MA Pleurapunktat.

DD
- **Transsudat:** Kardiale Ursachen (Herzinsuffizienz, Perikarderguss), Hypoproteinämie (Leberzirrhose, nephrotisches Syndrom), Hypothyreose.
- **Exsudat:**
  - *Neutrophilie:* Infektiös (z. B. Pneumonie, Empyem), Pleuritis exsudativa, sympathische Pleuritis (z. B. Pankreatitis), Lungeninfarkt.
  - *Eosinophilie:* Parasiten (z. B. Echinokokken), Churg-Strauss-Syndrom, Lymphom.
  - *Lymphozytose:* Tuberkulose, Asbestose, Lymphom.
  - *Blutig:* Trauma, maligne Tumoren (v. a. Bronchial-, Mammakarzinom, Pleuramesotheliom), Lungenembolie.
  - *Lipase:* Pankreaserkrankung.
  - *LDH:* Malignom.
  - *Cholesterin:* Malignom und Chylothorax.

PM-Scl-Antikörper +++ €

Synonym: PM1-Ak.
- **RB** Negativ.
- **MA** Serum.
- **DD** ↑: Sharp-Syndrom (90 %), Polymyositis/Dermatomyositis (10–15 %), Sklerodermie (3 %).

Porphyrine im Urin +++ €

- **RB** ▶ Tab. 2.9
- **MA** 24-h-Sammelurin; Spontanurin.
  Urin muss in dunkler Flasche gesammelt und kühl gestellt werden. Kühl versenden.
- **DD** ▶ Tab. 2.10
  ▶ δ-Aminolävulinsäure im Urin.

Tab. 2.9 Porphyrine im Urin

Spezimen		Parameter	Konventionelle Einheiten	SI-Einheiten
Urin	Basisdiagnostik	Gesamt-Porphyrine	< 100 µg/24 h	< 120 nmol/24 h
		Fester Umrechnungsfaktor nicht möglich (verschiedene Porphyrine)		
		δ-Aminolävulinsäure	250–6.400 µg/24 h	2.000–49.000 nmol/24 h
		Umrechnungsfaktoren: µg x 7,626 = nmol		
		Porphobilinogen (PBG)	100–1.700 µg/24 h	500–7500 nmol/24 h
		Umrechnungsfaktoren: µg x 4,42 = nmol		
	Erweiterte Diagnostik	Uroporphyrin	3–24 µg/24 h	< 60 nmol/24 h
		Hepta-Carboxy-Porphyrin	0–3 µg/24 h	0–4 nmol/24 h
		Hexa-Carboxy-Porphyrin	0–2 µg/24 h	0–3 nmol/24 h
		Penta-Carboxy-Porphyrin	0–4 µg/24 h	0–6 nmol/24 h
		Koproporphyrin	14–78 µg/24 h	21–119 nmol/24 h
		Tri-Carboxy-Porphyrin	0–2 µg/24 h	0–2 nmol/24 h
		Protoporphyrin	0–1 µg/24 h	0–1 nmol/24 h
Stuhl *bezogen auf Stuhltrockengewicht		Protoporphyrin	12–85 µg/g*	21–151 nmol/g*
		Koproporphyrin	3–24 µg/g*	5–37 nmol/g*
EDTA-Blut	Porphyrine in Erythrozyten	Protoporphyrin	< 360 µg/l Ery	< 640 nmol/l Ery
		Koproporphyrin	< 20 µg/l Ery	< 30 nmol/l Ery
	Porphyrine im Plasma	Protoporphyrin	0,1–0,8 µg/dl	2–15 nmol/l
		Koproporphyrin	0–0,2 µg/dl	0–3 nmol/l
		Uroporphyrin	0–0,1 µg/dl	0–1 nmol/l

Tab. 2.10 Befundkonstellation Urinporphyrine

	Stadium	DALS	PBG	Ges-P	Uro-P	Kopro-P
Akute intermittierende Porphyrie	Akut	↑↑	↑↑	↑↑	↑↑	↑↑
	Latent	↑	↑	↑	↑	↑
Porphyria variegata	Akut	↑ (↑)	↑ (↑)	↑↑	↑ (↑)	↑ (↑)
	Latent	n	n	n	n	n
Hereditäre Koproporphyrie	Akut	↑ (↑)	↑ (↑)	↑↑	↑	↑↑
	Latent	n	n	↑↑	n–↑	↑↑
Chronisch-hepatische Porphyrien		n	n	↑↑	↑ (↑)	↑
Sekundäre Koproporphyrinurie		n–↑	n	↑ (↑)	n–↑	↑ (↑)
Bleiintoxikation	Akut	↑↑	n–↑	↑↑	n–↑	↑
	Chronisch		n	↑↑	n–↑	↑
Kongenitale erythropoetische Porphyrie		n	n	↑↑	↑↑	↑↑
Erythrohepatische Protoporphyrie		n	n	n	n–↑	n–↑

n = normal, ↑ = vermehrt, ↑↑ = stark vermehrt, DALS = δ-Aminolävulinsäure, PBG = Porphobilinogen, Ges-P = Gesamtporphyrine, Uro-P = Uroporphyrin, Kopro-P = Koproporphyrin

Prokalzitonin +++ €

Synonym: PCT.

RB
- **Neugeborene:** > 2 ng/ml
  - **Parameter für Neugeborene nicht verwertbar!**
  - Physiologischerweise treten in den ersten 48 h nach der Geburt Werte > 2 ng/ml auf.
- **3. Lebenstag bis Erwachsenenalter:** < 0,5 ng/ml

MA Heparinplasma, Zitratplasma, Serum.

! Anstieg des Prokalzitonins kann bei einigen Pneumonien fehlen. Bei Raumtemperatur ist das Molekül nur wenige Stunden stabil.

DD
- ↑: Bei schweren bakteriellen oder pilzbedingten Infektionen, Sepsis.
- Nicht oder nur sehr wenig erhöht bei viralen Infektionen, Tumorfieber, Autoimmunerkrankungen.
- Unter Zuhilfenahme des Prokalzitoninwerts kann besser als durch C-reaktives Protein (▶CRP) zwischen bakterieller oder Pilzinfektion und Entzündungsreaktion (SIRS) nichtinfektiöser Ursache, z. B. im Rahmen einer Pankreatitis, unterschieden werden.
- Bei Lokalinfektionen steigt Prokalzitonin nicht an.
- Die Prokalzitoninkonzentration i. S. korreliert mit der Schwere einer Infektion und kann als Verlaufsparameter herangezogen werden.
- Auch erhöht bei medulärem Schilddrüsenkarzinom, Polytrauma, Hitzschlag, zytokininduzierenden Medikamenten (IL-2, Okt-3).
- Bei Neugeborenen in den ersten Tagen nicht verwertbar (erhöhte Werte).

Prolaktin im Serum +++

RB ▶Tab. 2.11
Umrechnungsfaktor: 1 µg/l = 24 mIU/ml
MA Serum.
! Blutabnahme morgens bei nicht gestressten Patientinnen, vorher keine Brustpalpation durchführen.
DD
- ↑ (> **500 mIU/l**): Makroadenom der Hypophyse („Begleitprolaktinämie") oder frühe Form des Prolaktinoms (dann morphologisch Mikroadenom), Amenorrhö und andere Zyklusstörungen, paraneoplastisch, hypernephroides oder Bronchialkarzinom, Einnahme von Neuroleptika, Antiemetika, Dopaminantagonisten, Östrogene, in der Stillzeit, Hypothyreose, direkt nach generalisiertem Krampfanfall.
- ↑↑ (> **5.000 mIU/l**): **Prolaktinom** (Makroadenom) der Hypophyse.
- ↓: Menopause, generalisierte Hypophyseninsuffizienz.

Weitergehende Diagnostik: Metoclopramid-Test (▶Kap. 4.1).

Tab. 2.11 Prolaktin

Alter	Weiblich	Männlich
5. Tag	102–496 µg/l	
2–12 Monate	5,3–63,3 µg/l	
2–3 Jahre	4,4–29,7 µg/l	
4–11 Jahre	2,6–21,0 µg/l	
12–13 J.	2,5–16,9 µg/l	2,8–24,0 µg/l
14–18 J.	4,2–39,0 µg/l	2,8–16,1 µg/l
Erwachsene	3,8–23,2 µg/l	3,0–14,7 µg/l
Menopause	bis 16,0 µg/l	
Schwangerschaft		
1. Trimenon	bis 75 µg/l	
2. Trimenon	bis 150 µg/l	
3. Trimenon	bis 300 µg/l	

Protein C im Plasma +++

RB **Funktionelle Aktivität:** > 70 %.
MA Zitratblut.
DD ↓: Erhöhte Thromboembolieneigung bei familiärem Protein-C-Mangel. Kumarintherapie, Vit.-K-Mangel, disseminierte intravasale Verbrauchskoagulopathie, Leberfunktionsstörungen.

Protein S +++

RB
- **Funktionelle Aktivität des freien Protein S:** 60–145 %.
- **Immunologisch:**
  - *Freies Protein S:* 0,23–0,49 E/ml.
  - *Protein-S-Antigen:* 0,67–1,25 E/ml.
  - *C4-bindendes Protein:* 0,65–1,40 E/ml.

MA Zitratblut.

! Da Protein S normalerweise überwiegend an C4-bindendes Protein gebunden und dadurch inaktiv ist, sollte das freie Protein bestimmt werden.

DD ↓: Erhöhte Thromboembolieneigung bei familiärem Protein-S-Mangel. Kumarintherapie, Vit.-K-Mangel, Verbrauchskoagulopathie, Leberfunktionsstörungen.

Während der Schwangerschaft kommt es zu einem deutlichen Abfall (> 50 %), der jedoch keine Aussagekraft bezüglich eines Thromboserisikos besitzt. Kontrolle nach der Schwangerschaft.

PTT +

Synonyma: Partielle Thromboplastinzeit, aktivierte partielle Thromboplastinzeit (APTT).
RB 25–45 Sek. (herstellerabhängig).
MA Zitratblut.
Schnelles Aufziehen und lange Stauung vermeiden.
DD ↑: Antiphospholipidsyndrom ▶ Lupusantikoagulans, ▶ Kardiolipin-Antikörper, Hämophilie A und B, Hyperfibrinolyse, schwere Lebererkrankung, Verbrauchskoagulopathie, angeborene Faktorenmangelsyndrome, Monitoring der Heparintherapie.
Bei Therapie mit Vit.-K-Antagonisten (z. B. Marcumar®) und Überdosierung ist eine PTT-Verlängerung möglich.

Quick-Wert +++

Synonym: Thromboplastinzeit (TPZ).
RB > 70 %, 80–130 % der Norm (INR 0,85–1,15) laut Thomas.
MA 5 ml Zitratblut.
! Zahlreiche Medikamente können den Quick-Wert erhöhen (Penicilline, Barbiturate etc.) bzw. erniedrigen (Paracetamol, Salicylate etc.).
DD ↓: Lebererkrankungen, Verbrauchskoagulopathie, Vit.-K-Mangel, angeborener Faktorenmangel von Faktor II, V, VII, X, Hemmkörper gegen Gerinnungsfaktor II, V, VII. Therapie mit Vit.-K-Antagonisten (therapeutischer Bereich ca. 15–35 % → INR [testunabhängige Vergleichswerte, ▶ Tab. 2.12] 2,0–4,5). Therapie mit neuen oralen Antikoagulanzien.

Tab. 2.12 Vergleich INR – Quick-Wert (Beispiele)	
INR*	Quick-Wert
1,5–2,5	50–30 % (reagenzabhängig)
2,0–3,0	35–25 %
3,0–4,5	25–15 %
* International Normalized Ratio; nur für Marcumar®-Therapie	

Renin im Plasma +++

RB
- **Aufrecht:** Patient stehend: 2,6–27,7 ng/l
- **Liegend:** 1,7–23,9 ng/l.
- **Aldosteron-Renin-Quotient (ARQ):** < 20.

MA 1 ml EDTA-Plasma, gefroren.
Keine Aufbewahrung im Kühlschrank (2–8 °C), Kryoaktivierung von Prorenin.
Östrogene 2 Mon., Diuretika 3 Wo., Antihypertonika 1 Wo., Clonidin/Methyl-Dopa 2 d vorher absetzen.

DD
- ↑: Sekundärer Hyperaldosteronismus, renovaskuläre Hypertonie, reninsezernierende Tumoren (Nierenzell- und Bronchialkarzinom), Schwartz-Bartter-Syndrom, Medikamente (z. B. Diuretika, Laxanzien, orale Kontrazeptiva).
- ↓: Primärer Hyperaldosteronismus (Conn-Syndrom), bei Steroidgabe, Enzymdefekte (21-OH-Mangel).
- Bestimmung immer zusammen mit ▶ Aldosteron zur Ermittlung des Aldosteron-Renin-Quotienten ARQ über den Cut-off-Bereich: Hinweis auf primären Hyperaldosteronismus (Bestätigungstest muss noch erfolgen).

Retikulozyten im Blut +

RB 0,5–2 %
MA 1 ml EDTA-Blut.
DD
- ↑: Nach Hypoxie, Blutverlust, bei hämolytischer Anämie (z. B. bei Zieve-Syndrom), Leberzirrhose (Myelosuppression), Thalassämie, Monitoring nach Substitution von Eisen, Vit. B_{12}, Folsäure, Erythropoetin („Retikulozytenkrise").
- ↓: Aplastische Anämie, megaloblastische Anämie, sideroblastische Anämie, Knochenmarkinfiltration, Erythrozytenbildungsstörungen, z. B. nach Zytostatika- und Strahlentherapie, Leberzirrhose, jede Mangelanämie.
- Retikulozytenproduktionsindex (RPI): Differentialdiagnostik der Anämien

$$RPI = \frac{\text{Retikulozyten}[\%]}{\text{Shift}[d]} \times \frac{\text{Hkt}[\%]}{45}$$

  – RPI < 2: Hyporegenerativ.
  – RPI > 3: Hyperregenerativ.

! Assoziierter Parameter: Retikulozyten-Hämoglobin (CHR, RET-HB; herstellerspezifisch).
Bei vermindertem Angebot bzw. erhöhtem Bedarf nimmt das Retikulozyten-Hb innerhalb von 48–72 h ab. Damit reagiert es wesentlich schneller als die Erythrozytenindices.
▶ Blutbild.

Rheumafaktor +++

- **RB** ▶Tab. 2.13.
- **MA** 2 ml Serum.
  1 ml Gelenkpunktat.
- **!** Ak vom Typ IgM gegen humanes IgG. Auch IgG- und IgA-Ak kommen vor.
- **DD** ↑: Rheumatoide Arthritis (im Gelenkpunktat sehr spezifisch; in 65–90 %), Kollagenosen, schwere Infekte, verschiedene chronische Erkrankungen, bei Gesunden im höheren Lebensalter (insbes. Frauen bis 20 %).

Tab. 2.13 Rheumafaktor

Erkrankungen	Häufigkeit in %
Rheumatoide Arthritis	50–90
Lupus erythematodes	15–35
Sjögren-Syndrom	75–95
Sklerodermie	20–30
Polymyositis/Dermatomyositis	5–10
Kryoglobulinämie	40–100
Mixed connective tissue disease	50–60

Saure Phosphatase im Serum +++

RB ▶ Tab. 2.14
MA 1 ml Serum.
Zirkadiane Werte, morgendliche Blutentnahme, sofort weiterverarbeiten.
! Erhöhung bis 48 h nach rektaler Prostatapalpation.
DD ↑: Prostatakarzinom, Prostatahypertrophie, Prostatainfarkt; Thrombozytose, disseminierte intravasale Gerinnung, Hämolyse, Osteogenesis imperfecta, Morbus Paget, Morbus Gaucher, hämatologische Erkrankungen.
Weniger sensitiv als AP bei Knochenmetastasen. Bei Erhöhung PSA i. S. (▶ Kap. 5.4) und ▶ Alkalische Phosphatase bestimmen.

Tab. 2.14 Saure Phosphatase im Serum

Klientel		Norm
Erwachsene		3–11 U/l
Kinder	Neugeborene	10–58 U/l
	bis 6 Monate	11–45 U/l
	7–12 Monate	11–35 U/l
	2–9 Jahre	10–29 U/l
	10–14 Jahre	10–27 U/l
	15 Jahre	11–22 U/l

SCL-70-Antikörper +++ €

- **RB** Negativ.
- **MA** 1 ml Serum.
- **DD** ↑: Progressive systemische Sklerose (70 %), CREST-Syndrom (20 %).
  Da bei den Varianten der Sklerodermie meistens Ak entweder gegen Scl 70 oder gegen Zentromere auftreten, sollten beide bestimmt werden. Die Ak sind jeweils mit unterschiedlichen Verlaufsformen assoziiert, Autoantikörper-Tabelle (▶Tab. 2.16).

Serotonin im Serum +++

- **RB** 118–193 µg/l.
- **MA** 1 ml Serum, gekühlt.
- **!** 3 Tage vor und in der Sammelperiode dürfen folgende Nahrungsmittel und Medikamente nicht eingenommen werden:
  - **Nahrungsmittel:** Ananas, Auberginen, Avocados, Bananen, Johannisbeeren, Käse, Kakao, Kiwis, Melonen, Mirabellen, Pekannüsse, Pflaumen, Stachelbeeren, Tomaten, Walnüsse, Zwetschgen
  - **Medikamente:** Chorpromazin, Methamphetamin, Methocarbamol, Mephenesincarbamat, Reserpin
  - Nikotin und Koffein können die Bestimmung beeinflussen!
- **FoDD** ↑: Karzinoid.
  Vorab sollte die Bestimmung der Konzentration von 5-Hydroxyindolessigsäure erfolgen, da die Serotoninbestimmung i. S. nur sinnvoll ist bei klinisch begründetem Verdacht und gleichzeitig normaler/grenzwertiger 5-HIES-Konzentration.
  ▶5-HIES im Urin.

Serotonin im Urin +++

RB	< 1 μmol/24 h.
MA	10 ml 24-h-Urin, 10 ml Salzsäure vorlegen.
!	Bis zu 48 h vorher Walnüsse, Pflaumen, Tomaten, Bananen, Salicylate und Paracetamol meiden.
DD	Vorab sollte die Bestimmung der 5-Hydroxyindolessigsäure-Konzentration erfolgen, da die Serotoninbestimmung i. U. nur sinnvoll ist bei klinischem Verdacht und gleichzeitig normaler/grenzwertiger Konzentration der 5-Hydroxyindolessigsäure. ↑: Karzinoid, Verlaufskontrolle. ▶ 5-HIES im Urin.

SLA-Antikörper +++ €

Synonym: Soluble liver antigen.

RB	Negativ.
MA	2 ml Serum.
DD	↑: Autoimmunhepatitis Typ 3. ▶ LKM-Antikörper, ▶ Tab. 2.15.

SMA +++ €

Synonym: Smooth muscle antibodies.

RB	≤ 1 : 80.
MA	2 ml Serum.
DD	↑: Autoimmunhepatitis (in 50 %) (Typ 1 und Typ 3), primär biliäre Zirrhose. Autoimmunantikörper der Leber und Gallenwege ▶ Tab. 2.15.

SS-A-Antikörper +++ €

Synonym: Ro-Antikörper.
- **RB** ≤ 1.
- **MA** 1 ml Serum.
- **DD** ↑: Sjögren-Syndrom (65 %), systemischer Lupus erythematodes (35 %), Sklerodermie (25 %), Sharp-Syndrom (MCTD) (60 %).
  Der Ak ist diaplazentar übertragbar und mit schweren kongenitalen Erregungsausbreitungsstörungen des Herzens assoziiert.

SS-B-Antikörper + €

Synonym: La-Antikörper.
- **RB** ≤ 1.
- **MA** 1 ml Serum.
- **DD** ↑: Sjögren-Syndrom (65 %), systemischer Lupus erythematodes (15 %).

ssDNS-Antikörper +++ €

Synonym: Ak gegen Einzelstrang-DNS.
- **RB** ≤ 10 U/ml.
- **MA** 1 ml Serum.
- **DD** ↑: Rheumatoide Arthritis (40 %), systemischer Lupus erythematodes (70 %), juvenile Polyarthritis, medikamentös induzierter Lupus erythematodes.

TAK +++

Synonym: Thyreoglobulin-Ak.

RB
- **Frauen:** < 100 U/l (assayabhängig).
- **Männer:** < 60 U/l.

MA 2 ml Serum.

DD
- ↑: Hashimoto-Thyreoiditis (30–40 %), atrophische Autoimmunthyreoiditis (20–30 %), Morbus Basedow (10–20 %), Schilddrüsenkarzinom (30 %), postpartale Thyreoiditis (30 %).
- In niedriger Konzentration: Nicht-Autoimmunthyreoitiden, Gesunde (≤ 10 %).
- Assoziiert mit polyglandulärem Autoimmunsyndrom.

Testosteron im Serum +++

RB
- Der Referenzbereich ist altersabhängig, orientierend unten für Erwachsene (18–60 J.)
- **Gesamttestosteron:**
  - *Frauen:* 0,2–0,9 ng/ml (0,54–2,72 nmol/l)
  - *Männer:* 2,6–10,6 ng/ml (9,4–37,1 nmol/l)
- **Freies Testosteron:**
  - *Männer:* 8,9–46,5 pg/ml (0,42–1,39 nmol/l)
  - *Frauen:* 0,7–3,6 pg/ml (3–39 pmol/l)

MA 1 ml Serum, optimale Entnahme ca. 8:00 Uhr.

! Meist reicht die Bestimmung des Gesamttestosterons aus. Sodergard-Formel (total Testosteron und SHBG) zur Berechnung des freien Testosterons möglich.
Bestimmung des freien Testosterons nur bei V. a. auf verschobenes Verhältnis Gesamt-/freies Testosteron, sinnvoll bei Hyperthyreose oder Medikation mit Antiepileptika.

DD
- ↑:
  - *Frauen:* Adrenogenitales Syndrom oder Tumoren, die Androgene produzieren (Ovar), polyzystisches Ovar, Hirsutismus, Leberzirrhose.
  - *Männer:* Adrenogenitales Syndrom oder Tumoren, die Androgene produzieren (Leydig-Zellen des Hodens, Nebennierenrinde), Leberzirrhose.
- ↓: Kastration, Hypogonadismus, exogene Zufuhr anaboler Steroidderivate.

Thrombinzeit +

Synonym: TZ.
RB 17–21 (16–24) Sek. (vom Hersteller abhängig).
MA 5 ml Zitratblut.
DD ↑: Bei Fibrinolyse- und Heparintherapie, Verbrauchskoagulopathie, Dysfibrinogenämien, Fibrinspaltprodukten, Therapie mit direkten Thrombininhibitoren.
▶ D-Dimer.

Thrombozyten-Antikörper +++

RB Negativ.
MA 10 ml Heparinblut.
! Differenzierung in zirkulierende, thrombozytengebundene IgM-Ak und thrombozytengebundene IgG-Ak.
Sinnvoll in der Differenzialdiagnose von Thrombozytopenien.
DD ↑: Immunthrombozytopenie (sowohl akut als auch chronisch), maligne Lymphome (Morbus Hodgkin und Non-Hodgkin-Lymphome), medikamenteninduzierte Thrombozytopenie (Heparin, Cotrimoxazol als häufig eingesetzte Medikamente, Aufzählung nicht vollständig).

Thrombozyten im Blut

RB
- 140.000–400.000/µl (geräteabhängig).
- **Bsp. Sysmex:**
  - *Männer:* 146–328/µl (Gpt/l).
  - *Frauen:* 176–391/µl.

MA 1 ml EDTA-Blut.

! Um eine Pseudothrombozytopenie auszuschließen, bei Thrombozytopenie immer initial einmalig Thrombozyten aus Zitratblut (idealerweise direkt ins Labor gebracht) bestimmen. Auch Thrombo-Exact-Röhrchen (Sarstedt) ist möglich.

DD
- ↓:
  - *Verbrauch:* Blutung, Infektion, Sepsis (Verbrauchskoagulopathie), medikamentös toxisch heparininduzierte Thrombozytopenie (Typ I und II), Hypersplenesyndrom, Autoantikörperbildung, hämolytisch-urämisches Syndrom.
  - *Verminderte Bildung:* Nach Zytostase/Radiatio, Aplasie oder Infiltration des Knochenmarks, medikamentös toxisch, Vit.-B_{12}-/Folsäure-/Eisenmangel.
  - *Selten:* Fanconi-Syndrom, Wiskott-Aldrich-Syndrom.
- ↑: Reaktion nach Blutverlust, bei Entzündung, Polyzythämie, Leukämie, nach Splenektomie, Infektionen (Tuberkulose).

▶ Blutbild.

TPO-Antikörper +++

Synonyma: Thyreoidale Peroxidase-Ak, mikrosomale Ak (MAK).

- **RB** ≤ 100 U/l.
- **MA** 2 ml Serum.
- **DD**
  - ↑: Hashimoto-Thyreoiditis (60–90 %), atrophische Autoimmunthyreoiditis (40–70 %), Morbus Basedow (60–70 %).
  - Assoziiert mit polyglandulärem Autoimmunsyndrom.

TRAK +++

Synonym: TSH-Rezeptor-Antikörper.

- **RB** ≤ 9 U/l, Graubereich 9–14 U/l.
- **MA** 2 ml Serum.
- **!** Mit der Bestimmung kann nicht zwischen TSH-Rezeptor-stimulierenden und -blockierenden Ak differenziert werden.
- **DD**
  - ↑: Hyperthyreose vom Basedow-Typ: Aktiv 80–100 %, in Remission 10–30 %, bei Morbus Basedow eventuell Bestimmung als Verlaufsparameter, Hashimoto-Thyreoiditis (≤ 10 %), atrophische Autoimmunthyreoiditis (15 %), postpartale Thyreoiditis, endokrine Orbitopathie.
  - Assoziiert mit polyglandulärem Autoimmunsyndrom.
  - Bei Gesunden (in aller Regel) nicht nachweisbar.

Transferrin im Serum

RB 200–400 mg/dl.
MA 1 ml Serum.
DD
- ↑: Eisenmangelanämie, Gravidität, Hormontherapie (Östrogene/Gestagene).
- ↓: Chronischer/akuter Eiweißmangel (z. B. Leberzirrhose), Entzündungen, Hämochromatose, Hämosiderose, Tumorleiden.

▶ Ferritin im Serum.
▶ Eisen im Serum.

Triglyzeride im Serum

RB ≤ 150 mg/dl (1,71 mmol/l: empfohlener oberer Grenzwert).
MA 1 ml Serum, Blutprobe nach 12 h Nahrungs- und Alkoholkarenz abnehmen.
DD
- ↑: Meist sekundär bei Diabetes mellitus, Adipositas, Lebererkrankung, Hypothyreose, Gravidität, Kortisol-, Östrogentherapie, bei Medikation mit Steroiden, manchen Betablockern, Thiaziden und chronischem Alkoholkonsum.
- ↓: Schwere Anämien, konsumierende Erkrankung, Marasmus, Hunger, Hyperthyreose, Verbrennung, exsudative Enteropathie; Abetalipoproteinämie.

! Ausgeprägte Lipämie verursacht zahlreiche Laborfehler (Volumenfehler, Photometrie, Turbidimetrie) ▶ Lipidelektrophorese.

Troponin T und I, kardiales, im Serum +

Synonym: TnT und TnI.

RB
- **hs-TnT:** < 14 ng/l.
- **hs-TnI:** < 14 pg/ml (assayabhängig; 99. Perzentil Gesunder!).

MA 1 ml Serum.

DD ↑: Myokardinfarkt (50 % positiv nach 4 h, 100 % nach 6–8 h, bleibt bis 3 Wo. erhöht), Beurteilung der Reperfusion nach Lyse oder Akut-PTCA und indirekt der Infarktgröße. Myokardschäden nach Trauma (z. B. Kontusion) und postoperativ. Prognostischer Marker bei instabiler Angina pectoris. Auch bei akuter kardialer Belastung (z. B. im Rahmen einer Lungenarterienembolie mit Rechtsherzbelastung) oder anderen kardialen Erkrankungen (z. B. Myokarditis) erhöht. Die neuen sensitiven Assays haben daher einen guten *negativen* prädiktiven Wert (Ausschluss eines Myokardinfarkts – aber Zeitfenster beachten, ggf. erneute Messung nach 3–6 h), aber keinen guten *positiven* prädiktiven Werte speziell zum Nachweis eines Myokardinfarkts.

! Der Anstieg von Troponin ist bei Mikroinfarkten wesentlich sensitiver als CK-MB. Verlauf → Risikoabschätzung und Therapieentscheidung möglich. Bei eindeutigem Infarkt (z. B. Hebungsinfarkt) ist die TnT-Bestimmung für die Diagnose verzichtbar, kann aber für die Verlaufsbeurteilung noch sinnvoll sein.

Falsch-positiv (0,2–3 %) durch analytische Interferenzen (Fibringerinnsel, Mikropartikel). Erhöhtes TnT bei Hämodialysepatienten ist mit einer 2- bis 5-fach höheren Mortalität assoziiert und nicht als falsch-positiv anzusehen.

TSH basal im Serum +

Synonym: Thyreoidea-stimulierendes Hormon.
RB 0,3–3,5 mU/l.
MA 1 ml Serum.
DD
- ↑: Hypothyreose (primär), Jodmangelstruma.
- ↓: Hyperthyreose, Suppressionstherapie z. B. nach Struma- oder insb. Schilddrüsenkarzinom-Operation, Hypothyreose (sekundär).
- Orientierende Untersuchung und Screening zur Schilddrüsenfunktion, bei Abweichungen weitergehende Diagnostik sinnvoll, ▶fT3 im Serum, ▶fT4 im Serum.
- Bei grenzwertigen Befunden und zur Abklärung hypothalamischer/hypophysärer Hypothyreose Stimulation mit TRH (▶Kap. 4.1).

Tyrosin-Phosphatase-Antikörper +++ €

Synonym: IA2-Ak.
RB < 1 kU/l (entspricht 1 U/ml)
MA 1 ml Serum.
DD ↑: Bei 70 % der Typ-1-Diabetiker bei Erstmanifestation, bei Erwachsenen weniger häufig als bei Kindern. Erhöhte IA2-Ak haben einen hohen Vorhersagewert bezüglich des Auftretens eines Diabetes mellitus.
Gleichzeitige Untersuchung auf ▶Inselzell-Autoantikörper (ICA), ▶Glutamatdecarboxylase-Antikörper (GADA) und ▶Insulin-Antikörper erhöht die diagnostische Sicherheit bezüglich der Prädiktion des Auftretens eines Diabetes mellitus.

Urinsediment

RB Pro Gesichtsfeld: Leukozyten ≤ 5, Erythrozyten ≤ 3, vereinzelt hyaline Zylinder und Epithelien.
MA Spontanurin.
DD
- **Erythrozyten- und Hämoglobinzylinder** mit isomorphen Erythrozyten sind tubulärer Genese, dysmorphe Erythrozyten glomerulärer Genese.
- **Leukozytenzylinder** bei interstitieller Nephritis, hyaline Zylinder in großer Menge bei Proteinurie (z. B. bei nephrotischem Syndrom).
- **Epithelien** und **vereinzelte Kristalle** sind unspezifisch und ohne Bedeutung.

▶ Erythrozyten im Urin.

Urobilin

Synonym: Urobilinogen i. U.
RB Negativ.
MA Urin.
DD ↑: Ikterus (hämolytisch), Leberparenchymschäden.
▶ Bilirubin im Urin, dort DD des Ikterus.

Vanillinmandelsäure im Urin +++

Synonym: VMS.

RB < 6,6 mg/24 h.

MA 24-h-Sammelurin auf 10 ml Salzsäure 25 % (Labor nachfragen!).
Für 8 d vor dem Sammeln: keine Medikation mit Methyldopa, Kallikrein, Vit. B.
12 h vor Blutentnahme kein Alkohol, Kaffee, Nikotin, Tee und Bananen.
Zur DD auch ▶ Noradrenalin im Urin bestimmen.

DD
- ↑↑: Phäochromozytom, Tumoren des Sympathikusstranges.
- ↑: Polyneuritis, Herzinfarkt, Herzinsuffizienz, Hypertonie, Schock, Sepsis, Asthma, Hyperthyreose, Urämie, Karzinome, Karzinoidsyndrom, Porphyrie, Nikotinabusus, Stress.
- ↓: Familiäre Dysautonomie, schwerer Schock.
- Freie Metanephrine im Plasma (99 % Sensitivität, 89 % Spezifität).
- ▶ Adrenalin im Plasma, im Urin.
- ▶ Dopamin im Urin.
- ▶ Homovanillinmandeläure im Urin.
- ▶ Noradrenalin im Urin.

VIP im Plasma +++ €

Synonym: Vasoaktives intestinales Polypeptid.

RB < 20 pmol/l.

MA EDTA-Plasma, Patient nüchtern, sofort weiterverarbeiten und einfrieren.

DD ↑: Verner-Morrison-Syndrom, geeignet zur Verlaufskontrolle neuroendokriner Tumoren mit VIP-produzierenden Zellen.
Es empfiehlt sich, Chromogranin A parallel zu bestimmen. Sind beide Marker erhöht, reicht die Bestimmung des (häufiger verfügbaren) Chromogranin A zur Verlaufsbeurteilung aus.

Vitamin A im Serum   +++ €

Synonym: Retinol.
- **RB** 20–100 µg/dl (0,7–3,4 µmol/l).
- **MA** 1 ml Serum, Lagerung und Transport lichtgeschützt.
- **DD**
  - ↑: Überdosierung, chronische Niereninsuffizienz.
  - ↓: Mangelernährung, Malabsorption bei chronischer Diarrhö (z. B. Pankreasinsuffizienz), Lebererkrankung, Hyperkeratosen.

Vitamin B_1 im Serum   +++ €

Synonym: Thiamin.
- **RB** 15–60 µg/l.
- **MA** EDTA-Blut.
- **DD**
  - ↑: Hämatologische Erkrankungen, z. B. Leukämien.
  - ↓: Malabsorption bei Diarrhö, Malnutrition, Alkoholabusus, chronische Infekte.

Vitamin B$_6$ im Serum +++ €

Synonyma: Pyridoxin, Pyridoxal-5-Phosphat.
RB 5–30 μg/l, bei Kindern > alte Menschen.
MA EDTA-Blut. Rasch verarbeiten oder einfrieren, lichtempfindlich.
DD ↓: Malnutrition (Alkoholkonsum), Mangel in der Schwangerschaft, Zöliakie.

Vitamin B$_{12}$ im Serum +++ €

Synonym: Cobalamin.
RB 200–600 pg/ml (145–440 pmol/l).
MA Serum, rasch verarbeiten oder einfrieren, instabil im Licht.
! Nach Schilling-Test (▶ Kap. 4.1) oder parenteraler Vit.-B$_{12}$-Gabe ist das Ergebnis mehrere Monate nicht verwertbar.
DD
- ↓: Magenaffektionen: Z. n. Gastrektomie, A-Gastritis (Atrophie der Schleimhaut), Intrinsic-Faktor-Mangel, Intrinsic-Faktor-Ak, chronisch-entzündliche Darmerkrankungen mit Befall des terminalen Ileums (Morbus Crohn), bakterielle Fehlbesiedlung, z. B. nach Antibiose, Sprue, perniziöse Anämie mit oder ohne funikuläre Myelose, Parasitenbefall (Fischbandwurm).
- Bestimmung von Holotranscobalamin zur Bestimmung des B$_{12}$-Status.

▶ Parietalzell-Antikörper.
▶ Intrinsic-Faktor-Antikörper.

Vitamin C im Serum +++ €

Synonym: Ascorbinsäure.
- **RB** 0,4–1,0 mg/dl (22–56 µmol/l).
- **MA** Serum, luftdicht, lichtgeschützt.
- **DD** ↓: Malnutrition (Skorbut, Alkoholismus), Gravidität, Malabsorption, z. B. chronische Diarrhö, Niereninsuffizienz.

Vitamin D_3 (1,25-Dihydroxy-Cholecalciferol) im Serum +++ €

Synonyma: 1,25-OH-Cholecalciferol, Calcitriol.
- **RB**
  - **Erwachsene:** 25–70 ng/l.
  - **Kinder:** 40–100 ng/l.
- **MA** 1 ml Serum, sofort verarbeiten oder einfrieren.
- **DD**
  - ↑: Substitutionstherapie, Hyperparathyreoidismus (primär), granulomatöse Erkrankungen (Sarkoidose, Tuberkulose). Lymphome, Vit.-D-abhängige Rachitis Typ 2.
  - ↓↓: Erbliche Vit.-D-abhängige Rachitis Typ 1.
  - ↓: Niereninsuffizienz, nephrotisches Syndrom, Hypophosphatämie.

Vitamin D₃ (25-Hydroxy-Cholecalciferol) im Serum +++ €

Synonym: 25-OH-Cholecalciferol.
RB 30–70 µg/l (75–175 nmol/l).
MA Serum, Pat. nüchtern, Probe vor Licht schützen und tiefgefrieren bei Versand > 2 d.
DD
- ↑: Vit.-D-Substitutionstherapie.
- ↓: Malnutrition, Malabsorption, Winterzeit, Hyperparathyreoidismus (primär), nephrotisches Syndrom, Leberzirrhose, Barbiturate.

Vitamin K im Serum +++ €

RB 50–580 ng/l.
MA 2 ml EDTA-Blut.
! Selten indiziert, bei Marcumar®-Therapie oder Koagulopathie primär ▶ Quick-Wert bestimmen.
DD ↓: Malabsorption und Maldigestion bei Sprue, Antibiotikatherapie.

Von-Willebrand-Faktor +++

Synonyma: Faktor-VIII-assoziiertes Ag, Faktor-VIII R:Ag, Faktor VIII:vWF.

- **RB** 50–160 %.
- **MA** Zitratblut, weitlumige Kanüle zur Blutentnahme.
- **DD**
  - ↑: Protein-C-Mangel, Urämie, Diabetes mellitus, Akutphasereaktion, Vaskulitis, venöse Thrombose, Lungen- und Lebererkrankungen, fibrinolytische Therapie, 2. Schwangerschaftshälfte.
  - ↓: Von-Willebrand-Syndrom, Verbrauchskoagulopathie, Medikation mit Asparaginase, Kontrazeptiva.
  - Wegen der verschiedenen Formen der vWF-Erkrankung muss ggf. eine Abklärung in einer Spezialambulanz erfolgen.

Zentriol-Antikörper +++ €

- **RB** ≤ 1 : 40.
- **MA** Serum.
- **!** Allenfalls ergänzende Diagnostik der Kollagenosen.
- **DD** ↑: Kollagenosen, v. a. Sklerodermie.

Zentromer-Antikörper +++ €

Synonym: ACA.
RB ≤ 1 : 40.
MA Serum.
DD ↑: Sklerodermie: CREST-Syndrom (≤ 80 %), progressive systemische Sklerose (40–50 %).
Der Ak hat eine hohe Spezifität für Sklerodermie.

Zink im Serum +++

RB 0,6–1,2 mg/l (9–18 µmol/l).
MA 1 ml Serum, metallfreies Abnahmesystem zur Blutentnahme.
DD
- ↑: Polyzythämien, iatrogen, Selbstmedikation.
- ↓: Acrodermatitis enteropathica (erbliche Resorptionsstörung), mehrwöchige parenterale Ernährung, chronische Diarrhö, chronisch-entzündliche Darmerkrankung, Sprue, Alkoholismus, Systemerkrankung, Nephropathien.

2.2 Autoantikörper

2.2.1 Leber und Gallenwege

▶ Tab. 2.15.

Tab. 2.15 Antikörper bei Autoimmunerkrankungen von Leber und Gallenwegen

	ANA	p-ANCA	Anti-HCV	AMA	LKM1	SLA/LP	SMA
AIH Typ 1A	↑	↑	↔	↔	↔	↔	↑ oder ↔
AIH Typ 1B	↑	↔	↔	↔	↔	↔	↔
AIH Typ 2A	↔	↔	↔	↔	↑	↔	↔
AIH Typ 2B	↔	↔	↑	↔	↑	↔	↔
AIH Typ 3	↔	↔	↔	↔	↔	↑	↔

Tab. 2.15 Antikörper bei Autoimmunerkrankungen von Leber und Gallenwegen *(Forts.)*

	ANA	p-ANCA	Anti-HCV	AMA	LKM1	SLA/LP	SMA
PBC	↔	↔	↔	↑	↔	↔	↔
PSC	↔	→ oder ↑	↔	↔	↔	↔	↔

↑ erhöht; ↓ erniedrigt; ↔ unverändert
AIH = Autoimmunhepatitis; PBC = primär biliäre Zirrhose; PSC = primär sklerosierende Cholangitis;
AMA = antimitochondriale Antikörper
ANA = antinukleäre Ak
pANCA = antineutrophile zytoplasmatische Ak mit perinukleärem Fluoreszenzmuster ANCA
Anti-HCV = Ak gegen Hepatitis-C-Virus
LKM1 = Liver-kidney microsomal antibodies 1 (LKM)
LP = Leber-Pankreas-Ag
SLA = Ak gegen lösliches Leberantigen (SLA-Antikörper)
SMA = Ak gegen glatte Muskulatur (SMA)

2.2.2 Kollagenosen

▶ Tab. 2.16.

Tab. 2.16 Antikörper bei Systemerkrankungen und die Häufigkeit ihres Vorkommens

	SLE	Med. LE	Sjögren-Syndrom	Sklerodermie	MCTD
ANA	96 %	≤ 95 %	50–70 %	90 %	100 %
dsDNS	80 %				
ssDNS	70 %				
Antihiston	70 %	95 %			
Anti-Sm (SMA)	30 %				
U1-RNP I	32 %		35 %		90 %
SS-A/Ro	35 %		65 %	25 %	60 %
SS-B/La	15 %		65 %		
Ku	10 %				
Ki	31 %				

Tab. 2.16 Antikörper bei Systemerkrankungen und die Häufigkeit ihres Vorkommens (Forts.)

	SLE	Med. LE	Sjögren-Syndrom	Sklerodermie	MCTD
PCNA	3 %				
Neuron	35 %				
Rheumafaktor	20 %		50 %		
Kardiolipin	25 %				

SLE: Systemischer Lupus erythematodes;
Med. LE: Medikamentös induzierter Lupus erythematodes;
MCTD: Sharp-Syndrom, Mixed Connective Tissue Disease

- ▶dsDNS-Antikörper, Smooth Muscle Antibodies (SMA), n-RNP-Antikörper, PCNA-Ak (proliferating cell nuclear antigen) und Neuron-Ak haben eine hohe Spezifität für den systemischen Lupus erythematodes.
- ▶ssDNS-Antikörper sind häufig positiv bei juveniler Polyarthritis.
- ▶Scl-Antikörper 70- und ▶Zentromer-Antikörper sind jeweils mit unterschiedlichen Verlaufsformen der Sklerodermie assoziiert.

2.3 Humangenetik

2.3.1 Molekularbiologische Marker

▶Tab. 2.17, ▶Tab. 2.18

Tab. 2.17 Molekularbiologische Marker

Marker	Indikation	Material
Apolipoprotein-E-Polymorphismus	*Apo-E2/E2-Homozygotie* sichert V. a. familiäre Dysbetalipoproteinämie (Typ III nach Frederickson; ▶Tab. 2.7). Homozygotie in 1 % der Bevölkerung, aber nur 1 % von diesen erkranken an sekundärer Hyperlipoproteinämie *Apo-E4/E4-Homozygotie* gehäuft bei familiärem Morbus Alzheimer; prädiktiver Wert des positiven Resultats, aber selbst in diesen Familien nur 50 % (Münzwurf!); 1–2 % der Bevölkerung	1 ml Zitrat- oder EDTA-Blut

Tab. 2.17 Molekularbiologische Marker (Forts.)

Marker	Indikation	Material
Faktor-II-Prothrombin-Mutation G20210A	Heterozygotie in 2 % der Bevölkerung. 3-fach erhöhtes Thromboserisiko Heterozygoter	1 ml Zitrat- oder EDTA-Blut
Faktor-V-Leiden G1691A	Heterozygotie in 5 % der Bevölkerung, Homozygotie < 1 %. Thromboserisiko Heterozygoter ist 3-fach, das Homozygoter 80-fach erhöht. Bestimmung ist nur sinnvoll, wenn APC-Resistenz pathologisch ausfiel	1 ml Zitrat- oder EDTA-Blut
HFE C282Y	Häufigste Ursache (95 %) der familiären Hämochromatose. Heterozygotie in 10–20 %, Homozygotie in 0,2–0,4 % der Bevölkerung. Nur Homozygote erkranken	1 ml Zitrat- oder EDTA-Blut
MTHFR C677T	Ca. 40 % der Bevölkerung sind heterozygot, ca. 10 % homozygot. Letztere weisen eine milde Hyperhomozysteinämie und ein fraglich erhöhtes Thromboserisiko auf. Bedeutung für Neuralrohrdefekte ist umstritten	1 ml Zitrat- oder EDTA-Blut

Tab. 2.18 Mögliche humangenetische Diagnostik (kein Anspruch auf Vollständigkeit)

Krankheitsbild	Gen(e)
Achondroplasie (Parrot-Syndrom)	FGFR3
Adenomatöse Polyposis coli	APC, MUTYH
Adenosinmonophosphat-Deaminase-Mangel	AMPD1
Adrenogenitales Syndrom bei 21-Hydroxylase-Mangel	CYP21A2
Agammaglobulinämie (Morbus Bruton)	BTK
Agammaglobulinämie (Non-Bruton)	IGHM, IGLL1, VPREB1
Ahornsirupkrankheit	BCKDHA

Tab. 2.18 Mögliche humangenetische Diagnostik (kein Anspruch auf Vollständigkeit) *(Forts.)*

Krankheitsbild	Gen(e)
Albright'sche hereditäre Osteodystrophie	GNAS
α_1-Antitrypsin-Mangel (S-Allel/Z-Allel)	SERPINA1
Alport-Syndrom	COL4A5, COL4A4, COL4A3, COL4A6
Alveoläre Proteinose, kongenitale	SFTPB
Alzheimer-Erkrankung, Frühform, familiär	PSEN1, PSEN2
Alzheimer-Erkrankung, Spätform, Disposition	APOE
Anämie, megaloblastäre	CUBN
Androgenresistenz	AR
Angelman-Syndrom	Mikrodeletion 15q11-q13UBE3A
Antithrombin-III-Mangel	SERPINC1
Arteriosklerose-Disposition	ACE, AGT, AGTR1, CETP, LIPC, LDLR, NOS3, Selektin E
Ataxie, episodische Typ 1	KCNA1
Ataxie, episodische Typ 2	CACNA1A
Ataxie, Friedreich-	FRDA
Ataxie, spinozerebelläre (1, 2, 3, 6)	SCA (1, 2, 3, 6)
Atransferrinämie, kongenitale	TF
Azoospermie	AZF1
Brugada-Syndrom	SCN5A
Butyryl-(Pseudo-)Cholinesterase-Mangel	BCHE
CADASIL (zerebrale autosomal-dominante Arteriopathie [mit] subkortikalen Infarkten [und] Leukoenzephalopathie)	NOTCH3

Tab. 2.18 Mögliche humangenetische Diagnostik (kein Anspruch auf Vollständigkeit) *(Forts.)*

Krankheitsbild	Gen(e)
Carnitin-Palmitoyltransferase-2-Mangel	CPT2
Charcot-Marie-Tooth-Syndrom Typ 1a	PMP22
Charcot-Marie-Tooth-Syndrom Typ 2a	KIF1B, MFN2
Charcot-Marie-Tooth-Syndrom Typ 2d	GARS
Cholestase, intrahepatische familiäre	ATP8B1
Chondrokalzinose	ANKH
Chorea Huntington	HD
Cowden-Syndrom	PTEN
Cri-du-Chat-Syndrom	Chromosom 5p, terminale Deletion
Crigler-Najjar-Syndrom	UGT1A1
CTP-11-/Irinotecan-Toxizität	UGT1A1
Dentatorubropallidoluysian Atrophy	DRPLA
Diabetes insipidus, nephrogener, 1	AVPR2
Diabetes insipidus, nephrogener, 2	AQP2
Diabetes mellitus Typ 2	IPF1, ABCC8
DiGeorge-Syndrom	Mikrodeletion 22q11.
Dihydropyrimidin-Dehydrogenase-Defekt	DPYD
Epidermolysis bullosa	LAMA3, LAMB3
Fragiles-X-Syndrom	FMR1
Friedreich-Ataxie	FRDA
Fruktoseintoleranz, hereditäre	ALDOB

Tab. 2.18 Mögliche humangenetische Diagnostik (kein Anspruch auf Vollständigkeit) *(Forts.)*

Krankheitsbild	Gen(e)
Galaktosämie	GALT
Gilbert-Meulengracht-Syndrom	UGT1
Glukose-6-Phosphat-Dehydrogenase-Mangel	G6PD
Glukosurie, renale	SLC5A2
Granulomatose, chronische	CYBB
Hämochromatose Typ 1	HFE
Hämochromatose, juvenile hereditäre, Hemojuvelin-Gen, HFE Typ 2A	HJV
Hämochromatose, juvenile hereditäre, Hepcidin-Gen, HFE Typ 2B	HAMP
Hämochromatose, hereditäre, Transferrinrezeptor-2-vermittelte, HFE Typ 3	TfR2
Hämochromatose, Ferroportin-1-Gen, HFE Typ 4	SLC40A1
Hämoglobinopathien, Thalassämien	α_1-Globin, α_2-Globin, β-Globin, Aγ-Globin, Gγ-Globin, δ-Globin
HDL-Mangel-Syndrom	LCAT-, APOA1; ABCA1
HDR-Syndrom (Hypoparathyreoidismus, Schwerhörigkeit, Nierenfehlbildungen)	GATA3
Homozystinurie	MTHFR (C677T-Mutation)
Hyperaldosteronismus	CYP11B2
Hypercholesterinämie-Disposition	APOE
Hypercholesterinämie, familiäre	LDLR, APO B, PCSK9
Hyperferritin-Katarakt-Syndrom	FTL
Hyper-IgD-Syndrom	MVK
Hyper-IgM1-Syndrom	TNFSF5

Tab. 2.18 Mögliche humangenetische Diagnostik (kein Anspruch auf Vollständigkeit) *(Forts.)*

Krankheitsbild	Gen(e)
Hyper-IgM2-Syndrom	AICDA
Hyper-IgM3-Syndrom	TNFRSF5
Hyperinsulinämie, kongenitale	ABCC8, GLUD1, GCK, HNF4A, HNF1A, KCNJ11,
Hyperinsulinämie, familiäre	INS
Hyperkaliämische periodische Paralyse	SCN4A
Hyperkalzämie, hypokalzurische familiäre	CASR
Hyperoxalurie Typ I	AGXT1
Hypoparathyreoidismus	GATA3
Hyperparathyreoidismus, neonataler	CASR
Hypertension, familiäre	AGT, AGTR1, GNB3
Hyperthermie, maligne	RYR1
Hyperthyreoidismus, familiärer	TSHR
Hyperthyreose, familiäre	TSHR
Hypertriglyceridämie, familiäre	APOC2, LPL, APOA5-Gen
Hypoalphalipoproteinämie	ABCA1, APOA1
Hypochondroplasie	FGFR3
Hypokaliämische periodische Paralyse	SCN4A, CACNA1S
Hypoparathyreoidismus, hypokalzämischer	CASR
Kälteinduziertes autoinflammatorisches Syndrom	CIAS1
Kallmann-Syndrom Typ 1 (olfaktogenitales Syndrom)	KAL1
Kallmann-Syndrom Typ 2	FGFR1

Tab. 2.18 Mögliche humangenetische Diagnostik (kein Anspruch auf Vollständigkeit) *(Forts.)*

Krankheitsbild	Gen(e)
Kardioenzephalomyopathie, fatale infantile	SCO2
Kardiomyopathie, hypertrophe, familiäre	TNNT2
Klinefelter-Syndrom	Chromosom X, numerische Aberration
Knorpel-Haar-Hypoplasie McKusick	RMRP
Kolonkarzinom hereditäres, nicht-polypöses	MLH1, MSH2, MSH3, MSH6, PMS1, PMS2
Kongenitale alveoläre Proteinose	SFTPB
Kongenitale uni- oder bilaterale Aplasie des Vas deferens	CFTR
Koproporphyrie, hereditäre (Haderoporphyria)	CPO
Kraniosynostose	FGFR1, FGFR2
Laktat-Dehydrogenase-Mangel	LDHA, LDHB
Laktoseintoleranz	LCT
Laron-Zwergwuchs	GHR
Leber'sche hereditäre Optikusneuropathie (LHON)	MTCYB, MTND1, -4, -6
Leukämie/Lymphome t(9;22)(q34;q11.2) t(15;17)(q22;q12q21) t(11;14)(q13;q32) t(14;18)(q32;q21) t(14;18)(q32;q21) t(8;21)(q22;q22) t(8;14)(q24;q32) –7 +8 +12 del(5)(q33q34) del(11)(q22.3) del(13)(q14) del(17)(p13.1)	BCR-ABL-GenfusionPML-RARA-GenfusionIGH-CCND1-GenfusionIGH-BCL2-GenfusionIGH-MALT1-GenfusionAML1-ETO-GenfusionIGH-MYC-GenfusionMonosomie 7Trisomie 8Trisomie 125q–delATM13q–delp53

Tab. 2.18 Mögliche humangenetische Diagnostik (kein Anspruch auf Vollständigkeit) *(Forts.)*

Krankheitsbild	Gen(e)
Li-Fraumeni-Syndrom	TP53
Lipoprotein-Lipase-Mangel (Hyperlipoproteinämie)	LPL
Long-QT-Syndrom Brugada	SCN5A
Long-QT-Syndrome (1, 2, 5, 6)	KCNQ1, KCNH2, KCNE1, KCNE2
Makuladegeneration	CFH
Malaria, zerebrale Disposition	TNF
Marfan-Syndrom	FBN1
McLeod-Syndrom	XK
McCune-Albright-Syndrom	GNAS
Medium-Chain-Acyl-CoA-Defizienz	ACADM
Megaloblastäre Anämie	CUBN
Melanom, malignes	CDKN2A
MELAS-Syndrom	MTTL1
MEN I, multiple endokrine Neoplasie	MEN1
MEN II, multiple endokrine Neoplasie	RET-Protoonkogen
Menkes-Syndrom	MNK
MERRF-Syndrom	MTTK
Methylentetrahydrofolat-Reduktase-Defekt	MTHFR
Miller-Dieker-Syndrom	Mikrodeletion 17p13.3
Mittelmeerfieber, familiäres	MEFV
MODY (maturity-onset diabetes of the young) Typ 1	HNF4A
MODY Typ 2	GCK

Tab. 2.18 Mögliche humangenetische Diagnostik (kein Anspruch auf Vollständigkeit) *(Forts.)*

Krankheitsbild	Gen(e)
MODY Typ 3	HNF1A
MODY Typ 4	PDX1
MODY Typ 5	HNF1B
MODY Typ 6	NeuroD1
Morbus Alexander	GFAP
Morbus Bruton (Agammaglobulinämie)	BTK-Gen
Morbus Byler	ATP8B1
Morbus Fabry	GLA
Morbus Gaucher	GBA
Morbus Huntington	Triplett-Repeat HD
Morbus Meulengracht	UGT1
Morbus Pompe	GAA
Morbus Sandhoff	HEXB
Morbus Tay-Sachs	HEXA
Morbus Wilson	ATP7B
Muckle-Wells-Syndrom	CIAS1
Mukoviszidose	CFTR
Muskelatrophie, spinobulbäre (Typ Kennedy), spinal	SBMA, SMN1
Muskeldystrophie (fazio-skapulo-humerale), Duchenne-Becker, myotone, proximal myotone, PROMM	FSHD1, DMD, DM1, DM2
Myokardinfarkt-Disposition	ACE Fibrinogen-Rezeptor Integrin α2 Plasminogenaktivator-Inhibitor 1 (PAI)
Myotone Dystrophie Typ 1	DMPK

Tab. 2.18 Mögliche humangenetische Diagnostik (kein Anspruch auf Vollständigkeit) *(Forts.)*

Krankheitsbild	Gen(e)
Myotone Dystrophie Typ 2	ZNF9
Myotonie, kongenitale Thomsen, autosomal-dominant	CLCN1
Myotonie, kongenitale Becker, autosomal-rezessiv	CLCN1
Neuralrohrdefekt	MTHFR, Mutation 1298A>C
Neuropathie 1A, hereditäre motorisch sensible	PMP22
Neuropathie 2A, hereditäre motorisch sensible	KIF1B
Neuropathie 2B, hereditäre motorisch sensible	GARS
Noonan-Syndrom	PTPN11, SOS1
Östrogenresistenz	ESR1
Osteoporoserisiko	CALCR, COL1A1, ESR1, IL6, VDR
Pankreatitis, hereditäre	PRSS1
Pankreatitis, chronische hereditäre	SPINK1
Paramyotonia congenita	SCN4A
Parodontitisdisposition	IL1A, IL1B
Paroxysmale nächtliche Hämaturie	PIGA
Periodisches Fieber, familiäres	TNFRSF1A
Peutz-Jeghers-Syndrom	STK11
Phenylketonurie	PAH
Philadelphia-Chromosom	BCR-ABL-Genfusion (quantitativ)
Polyzystische Nierenerkrankung	PKD1, PKD2
Polycythaemia vera	JAK2
Polyposis coli, familiäre adenomatöse	APC

Tab. 2.18 Mögliche humangenetische Diagnostik (kein Anspruch auf Vollständigkeit) *(Forts.)*

Krankheitsbild	Gen(e)
Polyposis coli, juvenile	BMPR1A
Porphyria cutanea tarda	UROD
Porphyria variegata	PPOX
Porphyrie, akute intermittierende	HMBS
Porphyrie, chronische hepatische	UROD
Porphyrie (Doss-Porphyrie)	ALAD
Porphyrie, kongenitale erythropoetische	UROS
Prader-Willi-Syndrom	Mikrodeletion, SNRPN
Progerie	LMNA
Progressive pseudorheumatische Dysplasie	WISP3
Protoporphyrie, erythropoetische	FECH
Proteinose, alveoläre kongenitale	SFTPB
Proximale myotone Myopathie (PROMM)	ZNF9
Pseudohypoparathyreoidismus, Typ Ia, Ib	GNAS
Pseudocholinesterasemangel (Narkose-Verträglichkeit)	BCHE
Pseudoxanthoma elasticum	ABCC6
Pulmonale alveoläre Proteinose	SFTPB
Pyruvatkinasedefizienz	PKLR
Retinopathia pigmentosa	EYS, PRPF31, PRPH2, RHO, RP1, RP2, RPGR
Schilddrüsenkarzinom, medulläres, familiäres (MEN II)	RET-Protoonkogen
Sideroblastische Anämie	ALAS2

Tab. 2.18 Mögliche humangenetische Diagnostik (kein Anspruch auf Vollständigkeit) *(Forts.)*

Krankheitsbild	Gen(e)
Smith-Lemli-Opitz-Syndrom	7-Sterolreduktase; DHCR7
Smith-Magenis-Syndrom	Mikrodeletion 17p11.2
Spastische Paraplegie Typ 1	L1CAM
Spastische Paraplegie Typ 2	PLP
Spastische Paraplegie Typ 3	SPG3
Spastische Paraplegie Typ 4	SPG4
Spastische Paraplegie Typ 7	SPG7
Sphärozytose, hereditäre	ANK1
Spinale Muskelatrophie	SMN1
Spinozerebelläre Ataxie (1, 2, 3, 6)	SCA1, -2, -3, -6
Spondyloepiphysiale Dysplasie und Arthropathie	WISP3
Surfactant-Protein-B-Mangel	SFTPB
Swyer-Syndrom	SRY
α-Thalassämie	$α_1$-Globin, $α_2$-Globin
β-Thalassämie	β-Globin
γ-Thalassämie	Aγ-Globin, Gγ-Globin
δ-Thalassämie	δ-Globin
Thiopurinsensitivität	TPMT
Thrombophilie-Disposition	APC: Faktor V (Leiden-, Liverpool-, Cambridge-, Hongkong-Mutation), Faktor V (HR2-Haplotyp) Fibrinogenrezeptor, Integrin $α_2$, Plasminogenaktivator-Inhibitor 1 (PAI) Prothrombin, PROC, PROS
Thrombophilie, hereditäre; Antithrombinmangel	SERPINC1

Tab. 2.18 Mögliche humangenetische Diagnostik (kein Anspruch auf Vollständigkeit) *(Forts.)*

Krankheitsbild	Gen(e)
Thrombotische, thrombozytopenische Purpura	ADAMTS13
Torsionsdystonie, generalisierte	DYT1
Triple-X-Syndrom	Chromosom X, numerische Aberration
Trisomie 13 (Pätau-Syndrom)	Chromosom 13, Trisomie
Trisomie 18 (Edwards-Syndrom)	Chromosom 18, Trisomie
Trisomie 21 (Down-Syndrom)	Chromosom 21, Trisomie
Turner-Syndrom	Chromosom X, numerische Aberration
Von-Hippel-Lindau-Syndrom	VHL
Warfarin-Sensitivität	CYP2C9, VKORC1
Williams-Beuren-Syndrom	Mikrodeletion 7q11.23
Wolf-Hirschhorn-Syndrom	Chromosom-4p-Syndrom, Deletion 4p
Zystische Fibrose	CFTR

3 Infektionen

3.1 Erregernachweis	**156**
3.2 Alphabetisches Verzeichnis der Erreger	**160**

3.1 Erregernachweis

3.1.1 Direkte Erregernachweise

Für direkte Erregernachweise eignen sich (abhängig von der Bestimmungsmethode) sämtliche sterilen und unsterilen Körpersekrete und Gewebeproben (OP-Präparate). Neben der mikroskopischen Visualisierung des Erregers und seiner Kultivierung spielen mittlerweile immunologische und molekularbiologische Direktnachweise (s. u.) eine herausragende Rolle. Hierbei sind ggf. eine besondere Materialaufbereitung oder Abnahmevorschriften zu beachten (Rücksprache mit dem Laborarzt!).

Mikroskopie

Die Mikroskopie ist das Standardverfahren zum Nachweis von Parasiten. Außerdem stehen zahlreiche Färbemethoden zum Nachweis spezieller Erreger zur Verfügung, z. B.:
- Gram-/Methylenblaufärbung (geeignet für viele Bakterien, z. B. Gono-, Meningokokken).
- Ziehl-Neelsen-Färbung (Mykobakterien).
- PAS-Färbung (Pilze), Warthin-Starry-, Wright- oder Gomori-Silber-Färbung (Treponemen, Bartonellen).

Kulturversuch

Standardverfahren in der Bakteriologie.
- Für die Diagnostik spezifischer Erreger sind ggf. Selektivmedien, unterschiedliche Bebrütungszeiten und spezielles Handling der Proben erforderlich (klinische Verdachtsdiagnose mit klinischem Infektiologen oder Mikrobiologen besprechen!). Gegebenenfalls rasche Erregeridentifikation mittels MALDI-TOF nach erfolgreicher Kultur.
- Anaerobe Kulturverfahren nur dann nutzen, wenn auch Anaerobier erwartet werden (Kosten!).
- Auch unter antibakterieller Therapie kann eine Kultivierung klinischer Materialien sinnvoll sein (Rücksprache mit klinischem Infektiologen oder Mikrobiologen), z. B. Mykosendiagnostik oder Diagnostik bei multiresistenten Keimen.
  - Vermeidung der Kultivierung von Standortflora (z. B. Saprophyten) oder von Kontaminanden (z. B. Hautkeime in Blutkulturen) durch Materialentnahme unter sterilen Kautelen (Hautdesinfektion ▶ Kap. 1.4)!
  - Kultivierung bestimmter Erreger (z. B. Bartonellen, Brucellen, Mykobakterien) erfordert längere Bebrütungszeiten und Selektivmedien.

Immunologische Direktnachweise

- **Direkte Immunfluoreszenz** (DIF), z. B. für CMV, Herpesviren, Chlamydien: Fluoreszenzmarkierte mono- oder polyklone Ak binden an Erregerprotein und werden mikroskopisch oder durchflusszytometrisch visualisiert.
- **Ag-Enzymimmunoassay (EIA, ELISA)/Radioimmunoassay (RIA)**, z. B. für Candida-, Aspergillus-Ag: Polyklonaler Ak bindet Erreger(protein), danach Detektion biochemisch (Farbumschlag) mittels direkt oder indirekt enzymgekoppelten monoklonalen Ak, der an polyklonalen Ak bindet („Sandwich"-Technik).
- **Latex-Agglutination (LA)**, z. B. für Pneumokokken-Ag i. L.: Visualisiert wird die Agglutination von an Latexpartikel gekoppelten poly- oder monoklonalen Ak mit dem Erreger-Ag.

Molekularbiologische Direktnachweise

- **Polymerasekettenreaktion (PCR):** Nachweis des Erregergenoms mittels Amplifikation einer bekannten Teilsequenz aus dem Erregergenom (hochsensitiv, daher jedoch störanfällig), insbes. in der Virologie (z. B. HIV, HCV)und zum Nachweis multiresistenter Keime eingesetzt.
- Weitere Amplifikationsmethoden sind u. a. **NASBA** (nucleic acid-specific base amplification), **bDNA** (branched DNA amplification), **LCR** (ligase chain reaction).
- **In-situ-Hybridisierung:** Nachweis des Erregergenoms mittels komplementärer Oligonukleotide in situ (z. B. HBV-Antigene in der Leber, CMV in der bronchoalveolären Lavage [BAL]).

3.1.2 Indirekte Erregernachweise

Im Patientenserum vorhandene Ak gegen einen Erreger sind nachweisbar durch:

- **Komplementbindungsreaktion (KBR):** Nachweis spezifischer komplementbindender Ak (gehören überwiegend zur Klasse IgM, zeigen eine akute Infektion an). Häufig unspezifisch positive Reaktionen durch weitere komplementbindende Substanzen im Patientenserum.
- **Neutralisationstest (NT):** Nachweis spezifischer neutralisierender Ak oder Ag, die z. B. den zytopathischen Effekt eines Erregers blockieren, „neutralisieren". Test sehr spezifisch.
- **(Indirekter) Immunfluoreszenztest (IFT):** Nachweis spezifischer Ak mittels Visualisierung der Ak-Bindung an in einer Festphase

vorliegende fluoreszeingebundene Erregerproteine (z. B. Sabin-Feldman-Test [SFT] bei Toxoplasmose).
- **Lipopolysaccharide-Enzyme-linked Immunosorbent Assay (LPS-ELISA):** Nachweis erregerspezifischer Lipopolysaccharid-Ak mittels Sandwich-ELISA (Chlamydien!).
- **Immunoblot/Westernblot (IB/WB):** Nachweis von Ak gegen spezifische Erregerproteine auf Nitrozelluloseazetatfolien des Probenmaterials. Membranen mit Erregerproteinen sind kommerziell erhältlich. Aufwendiger, aber sehr spezifischer Test, der bei bestimmten Infektionen (Borrelien, HIV, HCV) Informationen über die Akuität der Infektion/Erkrankung geben kann.
- **Hämagglutinationshemmtest (HAH):** Im Patientenserum vorhandene Ak hemmen die natürliche Erythrozyten-Hämagglutination.
- **Immunosorbent Antigen Assay (ISAGA):** Spezifischer ELISA, wird nur bei Toxoplasmose eingesetzt.

3.1.3 Praktisches Vorgehen

Infektionskrankheiten gehören heute zu den wesentlichen medizinischen Problemen im klinischen Alltag. Daher gehören Parameter der mikrobiologischen Diagnostik neben den Analysen der klinischen Chemie zu den am häufigsten angeforderten Untersuchungen. Entsprechend stellen sie einen erheblichen Kostenfaktor in der Klinik dar. Zudem kann die unkritische Anwendung der mikrobiologischen Diagnostik auch zu einer Gefährdung von Patienten durch falsch oder überflüssig applizierte Antiinfektiva führen.
- Gezielte Diagnostik spart Folgeuntersuchungen und Kosten („Schrotschuss"-Diagnostik ist i. d. R. unsinnig).
- Diagnostik *vor* Beginn der Therapie durchführen!
- *Direkte* Erregernachweise sind zu bevorzugen, da nur die Anwesenheit obligater Pathogene indikativ für eine Erkrankung ist. *Indirekte* (serologische) Nachweise werden häufig erst später positiv und sind nicht immer spezifisch genug (z. B. zeigt positive Malaria-Serologie lediglich Kontakt und immunologische Auseinandersetzung mit Plasmodien an) und können durch unspezifische Boosterung (polyklonale B-Zell-Aktivierung) falsch-positiv sein (z. B. Antistreptolysin-Ak).
- Laborergebnisse immer auf Stimmigkeit überprüfen („passt" der Erreger zum Krankheitsbild oder zur Symptomatik?). Evtl. liegt eine Kontamination vor: im Zweifelsfall Befundkontrolle.

Allgemeine Hinweise zur direkten Virusdiagnostik
- Ein direkter Virusnachweis ist nach Möglichkeit anzustreben.
- Viruskulturverfahren eignen sich i. d. R. nicht für die Akutdiagnostik (lange Kulturdauer).
- Für Ag- oder Genom-Nachweis sind häufig spezielle Transport- oder Nährmedien erforderlich (Rücksprache mit Speziallabor!).
- Folgende Materialien sind – indikationsabhängig – besonders geeignet:
    - **Rachenspülwasser oder Abstrich:** Adeno-, Entero-, Herpes- und Influenzaviren.
    - **Bläschensekret:** Entero- und Herpesviren.
    - **Liquor:** Arbo-, Entero-, Herpes-, Papova- und Retroviren.
    - **Blut:** Arbo-, Hepatitis- und Retroviren
    - **Urin:** Herpes- und Papovaviren.
    - **Stuhl:** Adeno-, Astro-, Calici-, Corona-, Entero-, Hepatitis- und Rotaviren – heute häufig eingesetzt Multiplex-PCR, erfasst bis zu 14 verschiedene Keime.

3.2 Alphabetisches Verzeichnis der Erreger

Adenovirus +++ €

NM
- Virusnachweis: Agglutinationsmethoden, RIA, ELISA.
- Ak-Nachweis mittels KBR oder NT nur bei Kindern sinnvoll, da oft unspezifische Kreuzreaktionen erfolgen.
- Virusanzucht kompliziert.

RB KBR < 1 : 10.
NT negativ.

MA 2 ml Serum.

DD Positiv 1 Wo. p. i. bei akuter Infektion. Da unspezifische Boosterung (Auswahl des Verfahrens, ▶ Kap. 3.1.3) häufig, ist die diagnostische Wertigkeit des Tests (der teuer ist!) zweifelhaft

Amöben +++

NM
- Warme Stuhlprobe: Nur der mikroskopische Nachweis der Magna-Form (= invasive Trophozoiten) ist beweisend für eine intestinale Amöbiasis.
- PCR-Diagnostik zur Differenzierung der Subtypen.
- Antigennachweis: Kopro-Antigen-ELISA.
- Amöbenabszess (extraintestinale Amöbiasis).
- Serologie mit Antikörpernachweis.
- Leberwerte (AST, ALT, Bilirubin): Nur leicht erhöht.
- Bildgebung: Sonographie, CT oder MRT der Leber.

RB Negativ bzw. Titer < 50 bei Ak-Nachweis.

MA 5 g Stuhl bzw. 2 ml Serum.

DD Die Serologie mittels IHA ist sensitiv und spezifisch für eine Infektion mit *Entamoeba histolytica,* hinterlässt aber eine Seronarbe (in Endemiegebieten sind 25 % der Gesunden seropositiv).
Der Stuhlantigentest ist sensitiver als die Stuhlmikroskopie und kann im Gegensatz zur Mikroskopie zwischen der pathogenen *Entamoeba histolytica* und der apathogenen *Entamoeba dispar* unterscheiden.
Es existieren neuere Ak-NM mit rekombinanten Ag, die eine etwas geringere Sensitivität als die IHA aufweisen; hier besteht jedoch keine Seronarbe.

Aspergillus +++

Antikörpernachweis
NM Serologie selten aussagekräftig.
RB Negativ bzw. < 1 : 40.
MA 1–2 ml Serum.
DD Bestimmung nicht sinnvoll, da unspezifische Boosterung häufig. Positive Tests sind indikativ für akute Infektion. Auch Titerverläufe geben keine verlässliche Auskunft, da Infektionen fast ausschließlich bei Immunsupprimierten auftreten (hierbei gestörte Ak-Produktion!).

Direktnachweis
NM
- *Aspergillus*-Anzucht auf Sabouraud-Agar (2–7 Tage), mikroskopische Differenzierung.
- **Cave!** *Aspergillus* ist ubiquitär vorkommend, daher ist der Nachweis nicht zwangsläufig beweisend.
- *Aspergillus*-Ag im Blut (Galactomannan).

RB Negativ.
MA 3 ml Serum, Liquor oder BAL.
DD Diagnostik einer invasiven Aspergillose mit hoher Sensitivität (90 %). Geringe Spezifität mit Kreuzreaktivität bei gleichzeitiger Betalactamtherapie sowie anderen Fadenpilzerkrankungen. Abnehmende Sensitivität nach Organtransplantationen.

Candida +++

Antikörpernachweis
NM *Candida*-KBR, *Candida*-IHA.
RB Negativ bzw. < 1 : 40.
MA 1–2 ml Serum.
DD Ak-Nachweis ist nicht sinnvoll, da unspezifische Boosterung häufig. Positive Tests nicht indikativ für akute Infektion.

Direktnachweis
NM
- Mikroskopisch im Nativpräparat oder Gram-Präparat.
- Kultureller Nachweis.

RB Negativ oder – methodenabhängig – bis 1 : 2.
MA 1–2 ml Serum.
DD Kein standardisierter Test. Wertigkeit umstritten! Kultureller Nachweis aus sterilen Medien ist unbedingt anzustreben.

Chlamydien ++

Antikörpernachweis

- **NM** KBR, indirekter IFT, LPS-ELISA.
- **RB**
  - KBR < 1 : 10.
  - IFT < 1 : 40.
  - LPS-IgGM-ELISA negativ.
- **MA** 2 ml Serum.
- **DD** Positiv 1–2 Wo. p. i. bei systemischen Chlamydien-Infektionen (z. B. Pneumonie). Sensitiver sind speziesspezifische Ak-Nachweise (*C.-pneumoniae*- oder *C.-psittaci*-ELISA). Für Trachom und Lymphogranuloma inguinale Direktnachweise (s. u.) anstreben!

Direktnachweis

- **NM**
  - Anzucht aus Sputum o. a. in Hühnerei- oder Zellkulturen und mit speziellen Antiseren.
  - PCR oder DIF.
- **RB** Negativ.
- **MA** Zervix- oder Urethralabstrich in Spezialmedium (für PCR) oder Objektträger (DIF).
- **DD** Diagnostik der Chlamydien-Zervizitis und -Urethritis im Rahmen der DD der nichtgonorrhoischen Urethritis.

Cryptococcus neoformans +

- **NM**
  - Direktnachweis mittels Burri-Färbung.
  - Antigentest aus Liquor-, Serum-, Urinproben (Glucurono-Xylo-Mannan).
- **RB** Negativ.
- **MA** 1–2 ml Serum oder Liquor
- **DD** Diagnostik der disseminierten Kryptokokkose bei Immunsupprimierten (insbes. HIV-Infizierten).

Echinokokken +++

NM
- **Blutuntersuchung:** Leitbefund ist die Eosinophilie.
- **Serologie:** Es werden immer zwei Verfahren durchgeführt (EIA, indir. Immunfluoreszenz, Immunelektrophorese IgE).

RB Negativ.

MA 2 ml Serum.

DD Die Sensitivität der Tests ist unzureichend und liegt zwischen 60 und 80 %. Generell ist die Sensitivität bei pulmonalem Befall noch etwas schlechter als bei Leberbefall.
Empfohlen wird ein 2-stufiges Vorgehen:
1. Suchtest mittels ungereinigter Ag von *Echinococcus granulosus* und/oder *Echinococcus multilocularis.*
2. Bestätigungstest mit Nachweis von Ak gegen gereinigte oder rekombinante Ag.
Eine negative Serologie schließt eine Echinokokkose keinesfalls aus!

Enterovirus +++ €

NM
- **Serologie:** Ak-Nachweis in KBR, indirektem IFT oder NT. Wichtigstes Mittel bei der Diagnostik sind serologische Untersuchungen und der Nukleinsäurenachweis; ggf. verschiedene Materialien vergleichend untersuchen.
- **Antikörpernachweis** mittels Hämagglutination oder Neutralisationstest.
- **Antigennachweis** mittels ELISA oder Immunfluoreszenz.
- **PCR** (auch quantitativ).
- **Virusisolierung:** Voraussetzung von Resistenztestungen.

Als weitere diagnostische Mittel werden auch die kulturelle Anzucht und die Elektronenmikroskopie angewendet.

RB
- KBR < 1 : 10.
- IFT < 1 : 40.
- NT negativ.

MA 2 ml Serum.

DD Positiv 1–2 Wo. p. i. Unspezifische Boosterung regelhaft, Wertigkeit des Ak-Nachweises umstritten (teuer!).

3.2 Alphabetisches Verzeichnis der Erreger

Epstein-Barr-Virus (EBV) ++ €

NM
- **Laborchemisch:** LDH- und Transaminasen-Erhöhung.
- **Blutausstrich:** Lymphozytose (bis zu 90 % atypische Lymphozyten) mit Virozyten *(Pfeiffer-Zellen)*.
- **Serologie:**
    - Antikörper gegen Viruskapsidantigen (VCA) = Anti-VCA (IgG, IgM).
    - Antikörper gegen Epstein-Barr-Virus-Nuclear-Antigen (EBNA) = Anti-EBNA-1 (IgG).
    - Antikörper gegen Early Antigen (EA) = Anti-EA (IgG).
- **Interpretation:**
    - Primärinfektion: Anti-VCA-IgG und Anti-VCA-IgM positiv (in 10 % nicht nachweisbar), Anti-EBNA-1-IgG negativ.
    - Durchgemachte Infektion: Anti-VCA-IgG positiv, Anti-EBNA-1-IgG positiv (in 5 % nicht nachweisbar), Anti-VCA-IgM negativ.
- **Diagnostik:** Paul-Bunnell-Reaktion (IgM-Agglutination im Tierversuch).

RB
- IFT < 1 : 40.
- IgM-VCA-ELISA < 1 : 20.
- IgG-VCA-ELISA < 1 : 20.
- IgG-NA-ELISA < 1 : 20.

MA 1–2 ml Serum.

DD
- **IFT:**
    - Positiv 1 Wo. p. i. bei Primärinfektion.
    - Test nur sinnvoll in der DD der akuten Mononukleose.

Haemophilus influenzae, bekapselte Form Typ B + €

NM
- Nachweis durch Kultur (Liquor, Blut, Sputum etc.) auf Kochblutagar oder zusammen mit *Staph. aureus* als Amme.
- Ag-Nachweis in der LA oder der Gegenstromelektrophorese.

RB Negativ.

MA 1–2 ml Liquor oder Serum.

DD DD der bakteriellen Meningitis.

Hanta-Virus +++ €

- **NM**
  - Viren Puumala, Dobrava (Mittel- und Südosteuropa), Tula; Ak-Nachweis, PCR.
  - **Cave!** Infektion durch Schmierinfektion auf den Menschen.
  - Im Anfangsstadium können die Viren prinzipiell isoliert werden (in der Praxis unüblich.)
- **RB**
  - IgG < 10 U/ml, nach Impfung > 100 U/ml.
  - IgM nicht nachweisbar.
  - PCR negativ.
- **MA**
  - 1 ml Serum.
  - PCR aus Urin, EDTA-Blut, Sekreten, Gewebe.
- **DD** Inkubationszeit 1–3 Wo.
  Übertragung durch Nagetiere, klinisch hämorrhagisches Fieber mit renalem Syndrom (HFRS).

Hepatitis-A-Virus (HAV) +++

- **NM** Ak-Nachweis.
- **RB**
  - Kein Referenzbereich.
  - Impftiter: > 10 IU/ml.
- **MA** 1 ml Serum.
- **DD** Inkubationszeit 2–8 Wo.
  IgG-Ak können meist ab der 3.–4. Wo. nach der Infektion nachgewiesen werden und persistieren i. d. R. lebenslang (Seronarbe).
  IgM-Ak sind ab der 2.–3. Wo. nach Infektion nachzuweisen, bleiben ca. 8 Wo. positiv und beweisen eine frische Infektion.

3.2 Alphabetisches Verzeichnis der Erreger

Hepatitis-B-Virus (HBV) +++

NM
- **Direktnachweis:** Hepatitis-B-surface-Ag (HBsAg), Hepatitis-B-envelope-Antigen (HBeAg), HBV-DNA-Nachweis i. S.
- **Ak-Nachweis:** Hepatitis-B-core-Ak (Anti-HBc) als IgM- und IgG-Ak nachzuweisen. Hepatitis-B-envelope-Ak (Anti-HBe), Hepatitis-B-surface-Ak (Anti-HBs).

RB
- Kein Referenzbereich.
- Impftiter: Anti-HBs > 10 IU/l.

MA 1–2 ml Serum, für PCR evtl. EDTA-Blut.

DD Inkubationszeit 1–6 Mon.

! Sinnvolle Diagnostik bei **V. a. akute Infektion:** HBsAg, HBeAg und Anti-HBc-IgM (▶ Abb. 3.1). Zur **Verlaufsbeurteilung** Anti-HBs, HBsAg und HBeAg/AHBe bestimmen. Das Auftreten von Anti-HBs und/oder AHBe kennzeichnet die Serokonversion (▶ Tab. 3.1).

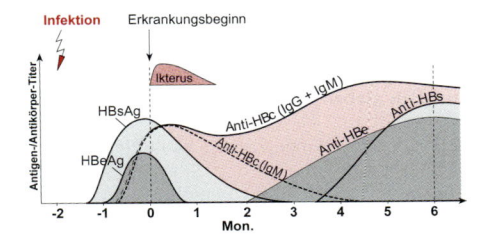

Abb. 3.1 Verlauf der Hepatitis-B-Serologie [L157]

Tab. 3.1 Serologische Befunde in Zusammenhang mit Hepatitis B							
	HBV-DNA	HBsAg	HBeAg	Anti-HBc	Anti-HBc-IgM	Anti-HBs	Anti-HBe
Inkubationsphase	+	+	– (+)	–	– (+)	–	–
Akute Hepatitis B	+	+	+	+	+	–	–
Rekonvaleszenz	–	–	–	+	–	+	+

Tab. 3.1 Serologische Befunde in Zusammenhang mit Hepatitis B

	HBV-DNA	HBsAg	HBeAg	Anti-HBc	Anti-HBc-IgM	Anti-HBs	Anti-HBe
Chronisch aktive Hepatitis B	+	+	±	+	+ (−)	−	−
Chronisch persistierende Hepatitis B	±	+	−	+	−	−	+ (−)
HBsAg-Träger (niedrig virämisch)	±	+	−	+	−	−	+ (−)
Immunität nach Hepatitis B	−	−	−	+	−	+	+
Immunität nach Impfung	−	−	−	−	−	+	−

±: + oder − möglich; (+), (−): seltene Befunde

- **Anti-HBs:** Wenn positiv → Pat. wahrscheinlich immun (durchgemachte Hepatitis B oder Z. n. Hepatitis-B-Impfung).
- **Anti-HBc global:** Wenn positiv → akute oder durchgemachte Hepatitis B.
- **Anti-HBc-IgM:** Wenn positiv → akute Hepatitis B sehr wahrscheinlich; dann:
  - *Nachweis von HBeAg:* Wenn positiv → Virusreplikation [Infektiosität] sehr wahrscheinlich.
  - *HBV-DNA-Nachweis:*
    - Sicherer Nachweis einer HBV-Infektion und der Infektiosität, auch wenn HBeAg negativ.
    - Erforderlich zur Klärung der Kontagiosität eines Patienten.
    - Erforderlich zur Verlaufskontrolle bei chronischer Hepatitis B unter Therapie (quantitative Bestimmung).
    - Erforderlich zum Nachweis von Escape-Mutanten (Viren mit defektem oder fehlendem HBsAg, teils auch mutiertes HBeAg)!
- **Anti-HBe:** Wenn HBeAg verschwindet und Anti-HBe auftaucht → günstiges Zeichen der Infektionsbewältigung.

Hepatitis-C-Virus (HCV) +

- **NM**
  - **Direktnachweis:** Hepatitis-C-Virus-RNA (HCV-RNA) i. S.
  - **Ak-Nachweis:** Hepatitis-C-Ak (HCV-Ak) i. S.
- **RB** Kein Referenzbereich.
- **MA** 1 ml Serum, für PCR evtl. EDTA-Blut.
- **DD** Eine HCV-Subtypisierung und Quantifizierung sollte bei der Therapie der chronischen Hepatitis C erfolgen. Diese Parameter sind teuer, aber prognostisch relevant und für die Therapieplanung wichtig.

Hepatitis-D-Virus (HDV) +++

- **NM**
  - **Direktnachweis:** Hepatitis-D-Virus-DNA (HDV-DNA) i. S.
  - **Ak-Nachweis:** Hepatitis-D-Ak (HDV-IgG-Ak, HDV-IgM-Ak) i. S.
- **RB** Kein Referenzbereich.
- **MA** 1 ml Serum.
- **DD** Inkubationszeit 1–6 Mon.
  Simultaninfektion (akute Hepatitis-B-Infektion) oder Superinfektion (Hepatitis-B-Ag positiv).
  HDV-DNA: Nachweis einer Virämie von HDV. Sinnvoll bei akuter oder chronischer Hepatitis-B-Infektion oder akutem Anstieg der Transaminasen bei chronischen Hepatitis-B-Ag-Trägern.
  Persistenz > 12 Wo. oder rezidivierendes Auftreten sprechen für eine chronische Infektion.
  HDV-IgM-Ak: Nachweis und Verlaufsbeobachtung der akuten und chronischen Hepatitis-D-Infektion. Bei Koinfektionen häufig nur passager 1–5 Mon. nach Infektion nachzuweisen.
  HDV-IgG-Ak: Nachweis, Verlaufsbeobachtung der akuten und chronischen Hepatitis-D-Infektion, Nachweis einer abgelaufenen Infektion. Meist 4–6 Mon. nach Infektion positiv, zur Diagnosestellung der akuten Infektion ist HDV-IgM-Ak besser geeignet.

Hepatitis-E-Virus (HEV) +++

NM
- **Ak-Nachweis:** HEV-IgG- und -IgM-Ak.
- **Direktnachweis:** HEV-RNA im Serum.

RB Kein Referenzbereich.

MA 1 ml Serum.

DD Akutverlauf wie bei HAV. HEV endemisch in Südostasien und Mittelamerika, zunehmend in Europa (Zoonose), fulminante, lebensbedrohliche Verläufe insbesondere bei Schwangeren und immunsuppressiven Patienten (auch chronische Verläufe möglich). HEV-IgG-Ak lebenslang nachweisbar.

Hepatitis-G-Virus (HGV) +++

NM
- **Ak-Nachweis:** HGV-E2-IgG und -IgM.
- **Direktnachweis:** HGV-RNA.

RB Negativ.

MA 1–2 ml Serum.

DD Bedeutung als Hepatitiserreger noch unklar. Bestimmung nur sinnvoll bei unklarer Non-A- bis Non-E-Hepatitis. Ak treten ca. 4–8 Wo. nach akuter Infektion auf. Der direkte HGV-Nachweis kann Ausdruck einer akuten Infektion oder einer chronischen Virämie sein.

HIV-1 +

Synonym: Humanes Immundefizienzvirus 1.

- **NM**
  - **Ak-Nachweis:** HIV-1-/-2-ELISA/ECLIA/CLIA, HIV-1-Ak-Immunoblot.
  - **Direktnachweis:** HIV-1-p24-Antigen, HIV-1-Viruslast (Methoden: PCR, bDNA, NASBA).
- **RB** Kein Referenzbereich.
- **MA** 1–2 ml Serum (manche Labors bevorzugen EDTA-Plasma für die Virämiediagnostik). Untersuchung nur mit Einverständnis des Patienten.
- **DD** ELISA/ECLIA/CLIA als Suchtest mit Serokonversion 2–8 Wo. p. i.
Bestätigung mit Immunoblot oder Direktnachweis (Viruslast).
Therapiekontrolle mittels quantitativen Direktnachweises (Viruslast) und HIV-Resistenztestung (genotypisch).

HIV-2 +++

Synonym: Humanes Immundefizienzvirus 2.

- **NM**
  - **Ak-Nachweis:** HIV-1-/HIV-2-ELISA/ECLIA/CLIA, HIV-2-Ak-Immunoblot.
  - **Direktnachweis (experimentell):** HIV-2-Viruslast (quantitative PCR),
- **RB** Kein Referenzbereich.
- **MA** 1–2 ml Serum.
- **DD** ELISA/ECLIA/CLIA als Suchtest mit Serokonversion 2–12 Wo. p. i.
Bestätigung mit IB oder – besser – Direktnachweis (PCR).

Influenzavirus A/B, Familie der Orthomyxoviren + €

NM
- **Influenza-A-Virus:**
  - Klassische Grippe.
  - Primäres Reservoir sind Wasservögel.
  - Hohe Antigenvariabilität durch Antigendrift und Antigenshift.
  - Aktive Impfung mit Totimpfstoff möglich.
  - Impfung für Risikopersonen.
- **Influenza-B-Virus:**
  - Eher milde Grippe.
  - Einziges Reservoir ist der Mensch.
  - Impfung für Risikopersonen empfohlen.
- **Serologie:** Hämagglutinationstests, Enzymimmunassay.

MA
- 2 ml Serum.
- Rachen- oder Nasopharynxabstrich, spezielle Transportmedien (Trockeneis).

DD Positiv 1 Wo. p. i.

Legionellen ++

Antikörpernachweis

NM
- *Legionella pneumophila:* Nachweismethoden des Erregers.
- Eine spezifische mikrobiologische Untersuchung zum Erregernachweis und zur Sicherung der Diagnose sollte bei entsprechendem Verdacht unbedingt erfolgen.
- Legionellen-Antigentest im Urin.

RB **Serologie:** Ein 4-facher Antikörper-Titeranstieg innerhalb von 2 Wochen spricht für eine Infektion.

MA 1–2 ml Serum.

DD Spezifische Teste mit Serokonversion 2–4 Wo. p. i.

Direktnachweis

NM
- Erregernachweis aus Sputum- und Bakterienkultur: Ergebnis erst nach 4–7 Tagen.
- Legionellen-PCR.
- DIF oder Kultur oder Ag-Nachweis (ELISA) für *L.-pneumophila*-Serotyp 1 im Urin.

RB Negativ.

MA
- 2–5 ml Sputum, Trachealsekret oder BAL.
- 10 ml Urin.

DD Diagnostik der Legionärskrankheit.
Ag-Nachweis i. U. nur für *L.-pneumophila*-Serogruppe 1 möglich, jedoch hochsensitiv (ca. 90 % aller Legionellosen sind durch *L.-pneumophila*-Serogruppe 1 verursacht!).
Beim Urinantigentest ist eine Kreuzreaktion mit Kapselpolysacchariden grampositiver Kokken möglich.

Leishmanien +++

NM
- **Blutbild:** Panzytopenie.
- **Elektrophorese:** γ-Globuline ↑, Albumin ↓.
- **Blutausstrich, Knochenmarkausstrich:** Durch Giemsa-Färbung dunkel-violett gefärbte Leishmanien können als plasmatische Einschlüsse in Monozyten nachgewiesen werden.
- **Serologie:** Antikörper gegen Leishmanien. Bei Immunschwäche: Falsch-negatives Ergebnis.
- **PCR:** Direkter Erregernachweis.

RB Methodenabhängig.

MA
- **Serologie:** 3 ml Serum.
- **PCR:** Biopsate (Knochenmarkaspirat in EDTA, Haut-, Lymphknoten-, Milzpunktat, Vollblut in EDTA).

DD Die Sensitivität der Teste bei kutaner und mukokutaner Leishmaniose ist mit 50–60 % unzureichend. Bei immunkompetenten Patienten mit viszeraler Leishmaniose liegt die Sensitivität bei ca. 90 %, bei immuninkompetenten Patienten ist die Serologie unzureichend.

Nach Infektion persistiert meist eine Seronarbe, die Serologie eignet sich daher wenig für Patienten aus Endemiegebieten.

Die älteren serologischen Teste unter Einsatz ungereinigter Ag zeigen eine Kreuzreaktivität mit Trypanosomen, Plasmodien, teils auch mit Mykobakterien.

Die Diagnose kann nicht allein aufgrund einer negativen oder positiven Serologie gestellt werden.

Lues

NM **Direkter Erregernachweis**
- *Indikation:* Verdacht auf ein frühes Syphilisstadium (z. B. nässender Ulcus durum).
- *Konsequenz:* Bei positivem Ergebnis besteht Therapiebedürftigkeit.
- *Am häufigsten angewandte Verfahren:*
  - Dunkelfeldmikroskopie ggf. in Kombination mit Immunfluoreszenzverfahren.
  - PCR.

Serologische Tests und diagnostischer Ablauf (▶ Tab. 3.2)
- **Suchtest:**
  - *Indikation:* Verdacht auf Syphilis.
  - *Konsequenz:* Negatives Testergebnis: Syphilis weitestgehend ausgeschlossen; positives Ergebnis: Bestätigungstest anfordern.
  - *Am häufigsten angewandte Verfahren:*
    - Treponema-Pallidum-Hämagglutinations-Assay (**TPHA**) oder Treponema-Pallidum-Partikel-Agglutination (**TPPA**).
    - Syphilis-Schnelltests.
- **Bestätigungstest:**
  - *Indikation:* Bei positivem oder zweifelhaftem Suchtest.
  - *Am häufigsten angewandtes Verfahren:* Treponema-Pallidum-Antikörper-Absorptions-Test (**FTA-ABS**).

Beurteilung der Therapiebedürftigkeit/Aktivitätstests
- *Indikation:* Bei positivem Bestätigungstest zur Unterscheidung einer behandlungsbedürftigen Infektion von einer Seronarbe.
- *Konsequenz:* Ein positiver Test spricht für eine behandlungsbedürftige Syphilis, ein negativer für eine nicht behandlungsbedürftige Seronarbe.
- *Am häufigsten angewandte Verfahren:*
  - Bestimmung spezifischer IgM-Antikörper.
  - Venereal Disease Research Laboratory (**VDRL**).

Eine kulturelle Anzüchtung des *Treponema pallidum* ist in vitro nicht möglich!

Tab. 3.2 Serologische Tests bei Verdacht auf eine Syphilis-Infektion

TPHA/TPPA	FTA-ABS	IgM	VDRL	Interpretation
Positiv				Lues möglich, aber nicht gesichert.
Positiv	Positiv			Gesicherte akute Lues **oder** Seronarbe nach Abheilung oder erfolgreicher Behandlung.
Positiv	Positiv	Positiv		Gesicherte akute Lues → Behandlungsbedürftigkeit.
Positiv	Positiv	Positiv	Positiv	Gesicherte akute Lues → Behandlungsbedürftigkeit **und** hohe Entzündungsaktivität.

Meningokokken +

NM **Liquordiagnostik:** Zellzahl, Zelldifferenzierung, Protein, Gram-Präparat, Liquorkultur (wenn genug Liquor zur Verfügung steht: Glucose, Laktat).
- Wenn möglich: 0,5–1 ml Nativliquor asservieren, um Erreger-PCR nachzumelden bei negativem Kulturergebnis.
- Bei Erregernachweis immer Resistogramm und Bestimmung der Serogruppen bzw. -typen, bei Pneumokokken zusätzlich MIC.

RB Negativ.
MA 1–2 ml Liquor.
DD DD der bakteriellen Meningitis.

Mykobakterien

NM **Indirekt:** Nachweis einer zellulären Immunreaktion auf Proteine von Mykobakterien.
- **Tuberkulin-Hauttest** (Mendel-Mantoux-Test).
- **Interferon-γ-Test** (Quantiferon-Test).
- **Tine-Test®**.
- **Allg.: Eingeschränkte Spezifität und Sensitivität (nur 70 %).**
  - *Falsch-negative Ergebnisse* beim Tuberkulintest u. a. durch:
    - Immunsuppression (z. B. bei HIV).
    - Miliartuberkulose.
    - Meningitis tuberculosa.
    - Infektion liegt weniger als 6–8 Wochen zurück.
  - *Falsch-positive Ergebnisse* beim Tuberkulintest durch:
    - BCG-Impfung.
    - Infektion mit anderen Mykobakterien.
- **Vorteile des Interferon-γ-Tests gegenüber dem Tuberkulintest:**
  - Kein Störeinfluss durch BCG-Impfung.
  - Bei frischen Infektionen schneller positiv.

Direkter Erregernachweis: Der Bakteriennachweis aus Sputum, Bronchialsekret, Magensaft, Urin, Ejakulat, Pleuraflüssigkeit, Liquor oder Hautabstrich sichert die Diagnose.
- **Mikroskopie.**
- **Spezielle Kultur** (z. B. lipidhaltiger Löwenstein-Jensen-Agar).
- **PCR.**

Diagnostische Sicherung einer Tuberkulose:
- Durchführung: An drei aufeinanderfolgenden Tagen wird Material gewonnen (z. B. Sputum, Urin, Magensaft, Menstruationsblut).
- Ergebnis: Angestrebt wird immer eine Kultur mit Antibiogramm.
- Offene Tuberkulose: Direkter Keimnachweis in Sekreten, vor allem in Sputum oder Magensaft.
- Blutkulturen gehören nicht zur Standarddiagnostik bei Tuberkulose, da sich die Mykobakterien in Blutkulturen kaum anzüchten lassen!

RB	Negativ.
MA	1–2 ml Liquor, Punktionsflüssigkeit, steril entnommenes Gewebe oder BAL.
DD	Diagnostik der Tuberkulose.
!	Ein positiver Genomnachweis in Respirationstraktmedien reflektiert nicht immer eine floride (aperte) Tuberkulose! Die Probe kann auch im Labor oder bei Entnahme auf einer Station mit hoher Tuberkuloseprävalenz kontaminiert worden sein.

Mykoplasmen

Antikörpernachweis

NM	• *Mycoplasma*-KBR. • *Mycoplasma-pneumoniae*-ELISA.
RB	• KBR < 1 : 10. • ELISA negativ.
MA	2 ml Serum.
DD	Positiv 1–2 Wo. p. i. bei systemischen *Mycoplasma*-Infektionen (z. B. Pneumonie). Nachweise sind jedoch wenig spezifisch.
!	Für *Mycoplasma pneumoniae* sind aus respiratorischen Sekreten Direktnachweise verfügbar!

Direktnachweis

NM	PCR oder Antigen-EIA.
RB	Negativ.
MA	2–5 ml Trachealsekret oder BAL.
DD	Diagnostik der Mykoplasmenpneumonie.
!	**Cave** Kontamination durch kommensale Mykoplasmen (PCR).

Plasmodien +++

Erreger der Malaria:
- *Plasmodium falciparum:* Malaria tropica.
- *P. vivax* oder *ovale:* Malaria tertiana.
- *P. malariae:* Malaria quartana.

NM
- **Hämolytische Anämie:** Haptoglobin ↓, LDH ↑, indirektes Bilirubin ↑, Retikulozyten ↑, Thrombozytopenie, evtl. Leukozytopenie.
- **Mikroskopie:**
    - *„Dicker Tropfen":* Suchtest mit höherer Sensitivität.
    - *Blutausstrich mit Giemsa-Färbung:* Bestätigungstest.
    - *Beurteilung der Parasitendichte:* < 5 % der Erythrozyten → unkomplizierten Malariaverlauf, > 5 % der Erythrozyten → komplizierte Malaria.
- **Malaria-Schnelltest:** Nachweis von Antigenbestandteilen. Empfehlung des RKI: Einsatz als Notfalldiagnostik in Endemiegebieten nur von geschultem Personal, falls andere Methoden nicht verfügbar sind oder supportiv zum „Dicken Tropfen".
- **Serologie:** Nicht geeignet zur Akutdiagnostik, da in den ersten 1–2 Wochen die Antikörper in der Regel negativ sind.

Bei negativen Befunden der Mikroskopie und des Schnelltests – aber anhaltender Symptomatik – sollte die Diagnostik wiederholt werden, um falsch-negative Befunde zu vermeiden!

RB
- IgG *(P. falciparum)* < 1 : 40.
- IgM *(P. falciparum)* < 1 : 20.

MA 1–2 ml Serum.

DD Ein Ak-Nachweis ist nicht für die Diagnose der akuten Malaria geeignet.
Bei V. a. Malaria muss umgehend die Labordiagnostik (Ausstrich, Dicker Tropfen) eingeleitet werden. Sicherer Ausschluss erst, wenn 3 aufeinanderfolgende Bestimmungen negativ sind.

Inkubationszeiten: Malaria tropica *(P. falciparum)* 7–15 d, Malaria tertiana *(P. vivax* oder *ovale)* 12–18 d, Malaria quartana *(P. malariae)* 3–6 Wo.

Online-Infos über die Homepage des RKI: www.rki.de.

Pneumokokken

- **NM** **Ag-Nachweis** im Liquor mittels LA oder Gegenstrom-Elektrophorese.
- **RB** Negativ.
- **MA** 1–2 ml Liquor.
- **DD** DD der bakteriellen Meningitis.

Rötelnvirus

- **NM** **Ak-Nachweis** (IgM und IgG) mittels ELISA/ECLIA/CLIA, recomBlot IgG.
- **RB**
  - IgM qualitativ, kein Rereferenzbereich.
  - IgG quantitativ, RB Angabe in IU/ml je nach Test.
- **MA** 1 ml Serum.
- **DD** Obligate Untersuchung in der Schwangerenvorsorge, Impfung empfohlen.
- **!** Krankheitsdiagnose erfolgt klinisch oder über Verlaufskontrolle der Ak.

Schistosoma +++

Erreger der Bilharziose (Synonym: Schistosomiasis).

NM
- **Mikroskopischer Nachweis lebender Eier (Goldstandard):** Eier werden nach 5–12 Wochen nach der Infektion ausgeschieden.
  - **Indikation:** Verdacht auf Schistosomiasis.
  - **Methode:**
    - *Stuhl:* Mikroskopischer Nachweis nach Anreicherung.
    - *Urin:* Mikroskopischer Nachweis nach Filtration oder Zentrifugation.
    - Laboruntersuchung innerhalb von 1–2 Stunden!
- **Serologie:** Nachweis parasitenspezifischer Antikörper aus dem Serum (keine Speziesdifferenzierung).
  - **Indikation:** Screening-Untersuchung bei asymptomatischen Patienten (mindestens 3 Monate nach letzter möglicher Exposition).
  - **Methode:**
    - Indirekter Immunfluoreszenztest.
    - ELISA.
- **PCR:** Nachweis von Schistosomen-DNA im Blut.
  - **Indikation:** Insbesondere bei Verdacht auf Katayama-Syndrom.
  - **Material:** Serum.

RB Methodenabhängig.

MA Serum.

DD Der Test ist v. a. in der Präpatenzzeit vor dem Auftreten von Eiern in Urin oder Stuhl sinnvoll. Die meisten Ag-Präparationen enthalten nicht *Schistosoma japonicum*, die Ak aber sind speziesspezifisch! Daher Rücksprache mit dem Labor unter Berücksichtigung der Reiseanamnese.

Nach Infektionen bleiben Ak über Jahre nachweisbar.

Staphylokokken

NM
- **Mikrobiologisch (Kultur):** Nachweis einer Koagulase und des Clumping-Faktors A sprechen für koagulasepositive Staphylokokken.
- **Laborchemisch:** Nachweis von durchgemachten Staphylokokkeninfekten (Antistaphylolysin-Titer).

RB Antistaphylolysin: < 2 IU/ml.

MA 2 ml Serum (für Antistaphylolysin-Bestimmung), Blutkultur oder Abstrich für den Direktnachweis.

DD Nachweis der Ak ohne klinische Bedeutung und heute verzichtbar (Ausnahme, s. u.), Direktnachweis ist die Methode der Wahl.
Ausnahme: *S.-aureus*-spezifische IgE-Ak sind beweisend für Hyper-IgE-Syndrom (syn. Job- oder Hiob-Syndrom).

Streptokokken

Antikörpernachweis
Antistreptolysin-Reaktion
- **RB** < 1 : 80.
- **MA** 2 ml Serum.
- **DD** Heute verzichtbar, Nachweis der Ak ohne klinische Bedeutung (Anstieg 3–4 Wo p. i., unspezifische Boosterung häufig!).

Anti-DNAase-B-Ak
- **RB** < 200 IU/ml.
- **MA** 2 ml Serum.
- **DD** Einziger Wert der Bestimmung liegt heutzutage in der Diagnostik etwaiger Post-Streptokokken-Krankheiten (Glomerulonephritis), jedoch unspezifische Boosterung häufig!

Anti-Hyaluronidase-Ak
- **RB** < 300 IU/ml.
- **MA** 2 ml Serum.
- **DD** Heute verzichtbar, Nachweis der Ak ohne klinische Bedeutung (Anstieg 3–4 Wo p. i., unspezifische Boosterung häufig!).

Direktnachweis
- **NM** Mikroskop, Kultur.
- **RB** Negativ.
- **MA** Abstrich, Blutkultur.

Taenia solium +++

Synonym: Schweinefinnenbandwurm.
Erreger der Zystizerkose.
- **NM**
  - **Direktnachweis:** 3 Stuhlproben im Abstand von 2–3 d.
  - Ak-Nachweis.
- **RB** IgG < 1 : 20, laborabhängig.
- **MA** 2 ml Serum.

Toxocara +++

Erreger der *Larva migrans visceralis*.
Spulwürmer der Gattung *Toxocara canis* und *cati*.
- **NM** Ak-Nachweis.
- **RB** IgG < 1 : 10, laborabhängig.
- **MA** 2 ml Serum.
- **DD** Seroprävalenz in Deutschland bis 5 %, Osteuropa bis 20 %. Ein positiver Titer weist keine Infektion nach.
  Online-Infos über die Homepage des RKI: www.rki.de.

Toxoplasma gondii ++

- **NM**
  - Ak-Nachweis (IgM und IgG) mittels ELISA/ECLIA/CLIA.
- **RB**
  - Kein Referenzbereich für IgM-Ak.
  - IgM-Ak qualitativ.
  - IgG-Ak quantitativ, Angabe in IU/ml abhängig vom Test.
- **MA** 1 ml Serum.
- **DD** IgM-Ak sind bei akuter Toxoplasmose hochspezifisch. Eine Reaktivierung ist häufig schwierig zu diagnostizieren, da unspezifische Boosterung regelhaft (Seroprävalenz in Deutschland > 70 %).

Treponemen +

▶ Lues.

Trichinella spiralis +++

NM	Ak-Nachweis.
RB	IgG < 1 : 20, laborabhängig.
MA	2 ml Serum.
DD	Inkubationszeit 1–30 d. Weitere Laborbefunde bei Trichinose: Eosinophilie, CK- und LDH-Erhöhung, IgE erhöht. Es gibt keine Korrelation zwischen der Höhe des Ak-Titers und dem klinischen Verlauf. Klinischer Verlauf meist subklinisch.

Trypanosomen +++

Erreger:
- *Trypanosoma brucei, gambiense* oder *rhodesiense:* Schlafkrankheit.
- *Trypanosoma cruzi:* Chagas-Krankheit.

NM	• **Direktnachweis:** Dicker Tropfen, Liquor, Lymphknotenpunktat in der Giemsa-Färbung. • **Ak-Nachweis**.
RB	Negativ, laborabhängig.
MA	2 ml Serum.

Zytomegalievirus +

Synonym: CMV.

Antikörpernachweis
NM	• ELISA, ECLIA, CLIA. • Nachweis der IgM- und IgG-Ak sowie der IgG-Ak-Avidität.
RB	• Kein Referenzbereich für IgM-Ak, IgM qualitativ. • IgG-Ak quantitativ, Angabe in IU/ml abhängig vom Test.
MA	2 ml Serum.
DD	Positiv 1–2 Wo. p. i. bei Primärinfektionen. Bei Reaktivierung Nachweis nicht zuverlässig! Zur DD-Verlaufskontrolle wichtig.

Direktnachweis
NM	CMV-pp65-Ag-Bestimmung mittels DIF. CMV-DNA-PCR.
RB	Kein Referenzbereich.
MA	1–2 ml Serum (EDTA-Blut) oder Liquor.
DD	Diagnostik der CMV-Reaktivierung bei Immunsupprimierten (Transplantation, HIV-Infektion).

4 Funktionstests

4.1 Alphabetisches Verzeichnis der Funktionstests   **188**

4.1 Alphabetisches Verzeichnis der Funktionstests

ACTH-Kurztest

IND	Überprüfung der Nebennierenrinden-Funktion bei V. a. Nebennierenrinden-Insuffizienz, Nachweis eines heterozygoten 21-Hydroxylase-Mangels. ▶ ACTH-Langtest ist spezifischer.
MA	Je 1 ml Serum für Kortisolbestimmung.
DF	0,25 mg entspricht 25 IE ACTH (Synacthen®) i. v., Blutentnahmen vor sowie 1 und 2 h nach Injektion.
!	Bei klinischem V. a. Nebenniereninsuffizienz sollte vor Beginn die Gabe von 2 mg Dexamethason oder 0,1 mg Fluorokortisol erfolgen, da sonst eine akute Addison-Krise ausgelöst werden könnte. Selten allergische Reaktionen.
BU	• **Normal:** Anstieg des Kortisolspiegels auf > 200 µg/l (> 550 nmol/l). Entscheidend ist die maximal erreichte Konzentration. • **Erhöhter Wert** nach Stimulation bei Pat. mit Cushing-Syndrom. • **Kein Anstieg** bei Pat. mit primärer Nebenniereninsuffizienz, länger bestehender Hypophyseninsuffizienz (sekundärer Nebenniereninsuffizienz) und Steroidtherapie (z. B. Asthma bronchiale, Immunsuppression), beidseitige Nebennieren-Metastasierung. • Erst vor Kurzem aufgetretene sekundäre Nebennierenrinden-Insuffizienz wird durch den ACTH-Test nicht erkannt! (▶ Metopiron-Test).

ACTH-Langzeittest

IND Überprüfung der Nebennierenrinden-Funktion, DD bei V. a. primäre und sekundäre Nebennierenrinden-Insuffizienz, spezifischer als ▶ ACTH-Kurztest.
MA Je 1 ml Serum für Kortisolbestimmung.
DF 50 IE ACTH (Synacthen®) i. v. über 24 h, Blutentnahmen vor, 4, 6, 8 h (ggf. 12 und 24 h) nach Injektion.
! Bei klinischem V. a. eine Nebenniereninsuffizienz sollte vor Beginn eine Gabe von 2 mg Dexamethason oder 0,1 mg Fluorokortisol erfolgen, da sonst eine akute Addison-Krise ausgelöst werden könnte.
Selten allergische Reaktionen.
BU
- **Normal:** Anstieg des Kortisolspiegels auf > 200 µg/l (> 550 nmol/l) bzw. doppelten Basalwert gilt als sicherer Ausschluss einer Nebenniereninsuffizienz.
- Überschießender Anstieg bei Pat. mit Cushing-Syndrom.
- **Kein Anstieg** bei Pat. mit primärer Nebenniereninsuffizienz, länger bestehender Hypophyseninsuffizienz (hier Test erst nach längerer Stimulation positiv) und Steroidtherapie (z. B. Asthma bronchiale, Immunsuppression), beidseitiger Nebennieren-Metastasierung.
- Bei Nebennierentumoren häufig hoher Ausgangswert, der im Verlauf nicht oder nur gering ansteigt.

Clomifentest

IND Clomifen stimuliert die hypophysäre Gonadotropinsekretion. Bei Frauen Überprüfung der hypothalamisch-hypophysären Funktion, Subklassifizierung der Amenorrhöen bei positivem ▶Gestagentest.
Bei Männern sehr selten zur DD des Hypogonadismus verwendet.

MA Je 2 ml Serum für LH und Östradiol.

DF **Bei Frauen:** Abnahme eines Basalwerts am 5. Zyklustag, danach 100 mg Clomifen, z. B. 2 × 1 Tbl. Dyneric®, vom 5. bis 9. Zyklustag. Bestimmung von LH und Östradiol am 10. Zyklustag.

BU
- **Normal:** Anstieg von LH und Östradiol > 2-fach.
- **Konstante LH- und Östradiolwerte** bedeuten Nichtansprechen der Ovarien.
- **Mangelhafter LH-Anstieg** weist auf Störung im Bereich Hypophyse/Hypothalamus hin.

CRF-Test

Synonyma: Corticotropin-Releasing-Faktor-/Corticotropin-Releasing-Hormon-Test, CRH-Test.

IND
- Hypophysenvorderlappeninsuffizienz.
- Cushing-Syndrom, Differenzierung zwischen primärer (peripherer) und sekundärer (zentraler) Genese.

MA Je 1 ml EDTA-Blut gefroren zur Bestimmung von Kortisol und ACTH und 1 ml Serum zur Bestimmung von Kortisol, Pat. zuvor mindestens 1–2 h ruhen lassen.

DF Nach Abnahme eines Basalwerts i. v. Gabe von 100 µg CRH (human), Abnahme nach 15, 30, 45, 60 und 90 Min.

! Gelegentlich Hitzegefühl und Flush-Symptomatik.

BU
- **Normal:** ACTH-Anstieg um > 50 % des Basalwerts, Kortisol > 186–223 µg/l (514–615 nmol/l).
- **Kortisol und ACTH konstant:** Beweist hypophysären ACTH-Mangel (Morbus Cushing).
- **Exzessiver Anstieg von Kortisol und ACTH:** Hypothalamisches-hypophysäres Cushing-Syndrom (bei lang bestehender hypothalamischer Ursache kann der ACTH-Anstieg ausbleiben).
- **Kortisol normal und ACTH-Anstieg:** Beidseitiger Nebennierentumor.

Deferoxamin-Test

Synonym: Desferrioxamin-Test, Desferal-Test.

- **IND** Diagnostik der primären Hämochromatose und Hämosiderose (heute i. d. R. Mutationsanalyse).
- **MA** 20 ml 6-h-Sammelurin zur Bestimmung von Eisen.
- **DF** Entleeren der Blase, Gabe von 500 mg Deferoxamin (Desferal®) i. m. (Kinder: 2-malige i. m. Gabe von 10 mg/kg KG im Abstand von 12 h), Urin über 6 h sammeln.
- **BU**
  - **Normal:** Ausscheidung < 1 mg Eisen/6 h.
  - **Pathologisch:** Ausscheidung > 3 mg Eisen/6 h, ab 10 mg Eisen/6 h gilt eine primäre Hämochromatose bzw. Hämosiderose als gesichert.
- **DD** Z. n. multiplen Transfusionen, chronische Anämie und Porphyria cutanea tarda.
  Schwere Formen der Leberzirrhose sind nicht immer sicher abzugrenzen, deshalb Interpretation immer im Zusammenhang mit übrigen Befunden.
- **!** Molekularbiologische Diagnostik der Hämochromatose ist heute die Standardmethode: Nachweis der Punktmutationen (282Y bei 90 % und H63D bei ca. 45 % der Erkrankten) im HFE-Gen.

Desmopressinacetat-Test

Synonyma: DDAVP-Test, Minirin®-Test.

IND
- Massive Polyurie (> 5 l/24 h).
- Bei Polydipsie zur DD Diabetes insipidus renalis, centralis oder psychogene Polydipsie.

MA Je 5 ml Urin zur Bestimmung der Osmolalität im Urin (▶ Kap. 2.1).

DF Entleeren der Blase, Gabe von 0,05–0,2 ml Desmopressinacetat nasal, alternativ 4 mg i. v.; Urin alle 15 Min. sammeln und je nach Ausscheidungsvolumen mit Tee (ohne Zucker) oder Wasser ersetzen. Der Test kann – sinnvollerweise – im Anschluss an einen positiven Durstversuch erfolgen, um zwischen dem Diabetes insipidus centralis vs. renalis zu unterscheiden.

BU Ein Anstieg der Osmolalität (> 780 mosmol/kg) spricht für einen Diabetes insipidus centralis, konstante Werte für einen Diabetes insipidus renalis.

Bei exzessiver (psychogener) Polydipsie kann es erst nach mehrtägiger Gabe von Desmopressinacetat und Reduktion der oralen Flüssigkeitszufuhr (hierbei jeweils 0,1 ml Desmopressinacetat an mindestens 3 d morgens geben und 24-h-Urin sammeln) zum Anstieg der Urinosmolalität kommen. Zusätzlich besteht hier meist eine verminderte Serumosmolalität (< 280 osmol/kg).

Dexamethason-Kurztest

Synonym: Night-suppression test.

IND
- V. a. Cushing-Syndrom (bester und schnellster Suchtest).
- Überprüfung der Funktion des Feedback-Mechanismus Nebennierenrinde – Hypophyse.

MA Jeweils 2 ml Serum zur Bestimmung des Kortisols.

DF Blutentnahme zur Basalwertbestimmung des Kortisols um 8:00 Uhr, am Abend des gleichen Tages zwischen 22:00 und 24:00 Uhr 2 mg Dexamethason oral, erneute Blutentnahme am nächsten Morgen um 8:00 Uhr.

BU
- Abfall des Kortisols auf < 2 mg/dl schließt Cushing-Syndrom aus. Bei Abfall auf 2–3 mg/dl V. a. subklinisches Cushing-Syndrom. Dann ggf. weitere Abklärung (▶ Dexamethason-Langtest).
- Bei fehlender Suppression ist ein Cushing-Syndrom in keinem Fall bewiesen!
- Suppression bei sekundärem Cushing-Syndrom meist möglich, bei primärem nicht.
- Bei nicht eindeutigem Ergebnis Dexamethason-Langtest.

Dexamethason-Langtest

Synonym: Dexamethason-Hemmtest (Hochdosis).

IND
- V. a. Cushing-Syndrom bei negativem ▶ Dexamethason-Kurztest.
- DD Morbus Cushing vs. ektopes ACTH-Syndrom.
- Überprüfung der Funktion des Feedback-Mechanismus Nebennierenrinde – Hypophyse.

MA Jeweils 2 ml Serum zur Bestimmung des Kortisols.

DF Initial Basalwert bestimmen, danach an 2 d 4 × 0,5 mg Dexamethason p. o. Im Anschluss für 2 d 4 × 2 mg Dexamethason p. o. Blutentnahme tgl. um 8:00 Uhr.

BU
- Abfall des Kortisols auf < 2 mg/dl schließt Cushing-Syndrom aus.
- Bei fehlender Suppression ist ein Cushing-Syndrom in keinem Fall bewiesen!
- Suppression bei sekundärem Cushing-Syndrom meist möglich, bei primärem oder ektoper ACTH-Produktion nicht.

Durstversuch

IND
- Polyurie (> 5 l/24 h).
- Polydipsie zur DD Diabetes insipidus renalis, centralis oder psychogene Polydipsie.

MA
- **Urin:** Urinvolumen, Osmolalität (RB 850–1.340 mosmol/kg/l).
- **Serum:** Osmolalität (RB 280–310 mosmol/kg/l).

DF Ab 8:00 Uhr morgens keine Flüssigkeitsaufnahme mehr. Ausgangswerte vor Beginn bestimmen, über mindestens 6 h, besser 24 h (nach Entleeren der Blase) alle 2 h Urin- und Serumosmolalität bestimmen. Urinvolumen und Körpergewicht messen.

! Abbruch bei Gewichtsverlust von 5 % des Körperausgangsgewichts oder deutlicher Exsikkose, Serumosmolalität > 295 mosmol/kg oder Urinosmolalität > 600 mosmol/kg.
Dieser Test wird heute selten durchgeführt. Durchführung nur unter stationären Bedingungen.

BU
- **Psychogene Polydipsie:** Normales Konzentrationsvermögen, Gewichtsreduktion ohne Anstieg der Plasmaosmolalität.
- **Diabetes insipidus renalis bzw. centralis:** Vermindertes Konzentrationsvermögen (Urinosmolalität bis 200 mosmol/kg/l), normale bis leicht erhöhte Serumosmolalität.
- Findet keine Konzentration der Urinosmolalität statt, lässt sich durch Gabe von 2 μg i. v. *Desmopressin (Minirin®)* am Ende der Untersuchung und Bestimmung der Urinosmolalität nach weiteren 1 und 2 h zwischen renalem und zentralem Diabetes insipidus unterscheiden. Erhöhte Urinosmolalität spricht für zentralen, konstante Urinosmolalität für renalen Diabetes insipidus.

Gestagentest

- **IND** Primäre oder sekundäre Amenorrhö.
- **MA** Kein Material erforderlich.
- **DF** Gabe von z. B. Prothil® 10 mg/d oder Gestanon® für 10 d p. o. Alternativ Proluton Depot® 1 × 500 mg i. m.
- **BU** Auslösung einer Entzugsblutung (innerhalb 1 Wo. nach Absetzen der Gestagene) nach vorheriger sekretorischer Umwandlung. Hierdurch ist der Nachweis eines bereits vorher unter endogenem Östrogeneinfluss proliferierten Endometriums möglich.
  - **Positiv:** Auch eine geringe Blutung gilt als positiv, d. h., es besteht eine ausreichende basale Östrogenproduktion mit normaler Endometriumproliferation. Es handelt sich um eine hypothalamisch-hypophysäre Insuffizienz der Ovarien. ▶LHRH-Test.
  - **Negativ:** Keine Blutung, z. B. insuffizienter Endometriumaufbau infolge Östrogenmangels (Ovarialinsuffizienz), Verlust des Endometriums (z. B. nach mehreren Kürettagen, Ashermann-Fritsch-Syndrom) oder Uterusfehlbildung. Weitere Abklärung durch ▶Östrogen-Gestagen-Test.

Glukagon-Test

IND
- Frage der Restinsulinsekretion bei neu aufgetretenem Diabetes mellitus Typ 1, V. a. Insulinom.
- V. a. Phäochromozytom.

MA 4 × 2 ml EDTA-Plasma sofort zentrifugieren und einfrieren (Katecholamine), 4 × 2 ml Serum bei Insulinbestimmung.
Entnahme am liegenden, nüchternen Pat. zu den Zeiten 0, 2, 5 und 10 Min., zuvor mindestens 30 Min. Ruhe.
> 12 h zuvor kein Alkohol, Tee, Kaffee oder Nikotin, > 24 h zuvor möglichst Medikamente absetzen, die die Katecholaminausschüttung beeinflussen.
Bei Blutdruckwerten > 170 mmHg systolisch und > 110 mmHg diastolisch relative Kontraindikation wegen der Gefahr einer hypertensiven Krise.
α-Blocker, z. B. Phentolamin (Regitin®), bereithalten.

DF **V. a. Phäochromozytom:** Bestimmung des Ausgangswerts der Katecholamine und des Blutdrucks.
Bei Frage nach **Restinsulinsekretion** bei neu aufgetretenem Diabetes mellitus Typ 1, V. a. Insulinom: Ausgangswert des Insulins bestimmen.
Danach in beiden Fällen 1 mg Glukagon i. v. über liegende Braunüle.
5, 10 und 15 Min. nach Glukagon-Gabe erneute Bestimmung der Ausgangsparameter.

! In seltenen Fällen Übelkeit und Erbrechen. Besonders bei höheren Dosierungen (> 1 mg) und zu rascher Injektion sind Überempfindlichkeitsreaktionen möglich. Für die Insulinom-Diagnostik ist der Hungerversuch vorzuziehen. Die Bestimmung der Restinsulinsekretion bei neu manifestem Diabetes mellitus Typ 1 ist klinisch nicht sinnvoll.

BU
- Bei **Anstieg der Katecholamine** auf > 3-fachen Ausgangswert und einem **Blutdruckanstieg** um > 20 mmHg besteht V. a. ein Phäochromozytom, weitere Diagnostik erforderlich, Katecholamine i. S. und i. U.
- Bei **Anstieg der Insulin-Werte** auf > 135 mU/ml besteht V. a. ein Insulinom, aber nur bei 50 % der Pat. mit Insulinom ist dieser Test positiv.

Glukosetoleranz-Test, oraler

Synonym: oGTT.

IND
- Gestörte Nüchternglukose.
- Konstante oder intermittierende Glukosurie.
- V. a. renalen Diabetes.
- V. a. Gestationsdiabetes.

MA Kapillarblut zur BZ-Bestimmung (Glukose i. S; ▶Kap. 2.1).

DF Pat. zuvor 3 d lang normal (> 150 g Kohlenhydrate/d) ernähren, normale körperliche Tätigkeit, 3 d Abstand zur letzten Menstruation einhalten und, falls möglich, folgende Medikamente absetzen: Diuretika, Steroide, orale Kontrazeptiva, nichtsteroidale Antiphlogistika und Schilddrüsenhormone.
Pat. am Untersuchungstag > 12 h nüchtern lassen, während der Untersuchung nicht essen, trinken und rauchen lassen! BZ-Bestimmung nüchtern, danach 75 g Glukose in Wasser gelöst innerhalb 5 Min. trinken lassen. BZ-Bestimmung nach 2 h.
Am Testende Urinstix-Untersuchung auf Glukosurie.

BU ▶Tab. 4.1

V. a. Gestationsdiabetes:
- **Risikofaktoren:** > 30 J., Adipositas, Glukosurie bis 24. SSW, auffällige Schwangerschaftsanamnese (Makrosomie), familiäre Belastung, Hypertonie, Proteinurie.
- **Screening** bei jeder Schwangeren in der 24.–28. SSW durchführbar: oGTT mit 50 g Glukose, BZ-Kontrolle 1 h nach Einnahme; falls BZ > 140 mg/dl → oGTT mit 75 g.
- **Normalwerte:** Nüchtern < 90 mg/dl, 1 h < 180 mg/dl, 2 h < 153 mg/dl. Falls ein Wert pathologisch oder bei mehrfach erhöhtem Nüchtern-BZ > 100 mg/dl liegt ein Gestationsdiabetes vor.

Tab. 4.1 Bewertungskriterien oGTT (European Diabetes Policy Group)

	Plasma-Glukose venös
Diabetes mellitus	
Nüchtern	> 126 mg/dl
	> 7,0 mmol/l
2-h-Wert oGTT	≥ 200 mg/dl
	≥ 11 mmol/l
Pathologische Glukosetoleranz (IGT)	
Nüchtern	100–125 mg/dl
	5,6–6,9 mmol/l
2-h-Wert oGTT	140–199 mg/dl
	7,8–11 mmol/l
Pathologische Nüchternglykämie (IFG)	
Nüchtern	115–140 mg/dl
	6,4–7,7 mmol/l
2-h-Wert oGTT	< 140 mg/dl
	< 7,7 mmol/l

Hungerversuch

IND V. a. Insulinom.

MA Je 2 ml EDTA-Blut bzw. Serum zur Bestimmung von BZ und Insulin oder C-Peptid (Tipp: Material erst abfrieren und nur bei pathologischem Verlauf bestimmen – spart erhebliche Kosten).

DF Vor Beginn Ausgangswerte bestimmen, danach Pat. unter (oraler) Zufuhr von elektrolythaltiger und energiefreier Flüssigkeit bis zu 72 h hungern lassen. Alle 6 h BZ, Insulin und C-Peptid bestimmen, zusätzliche Bestimmungen bei Zeichen der Hypoglykämie (z. B. Schweißausbruch, Schwindel, Zittern). Pat. zur Bewegung anhalten.

BU
- In der Regel fällt der Serum-BZ beim Fasten nicht auf Werte < 40 mg/dl (< 2,22 mmol/l), das Insulin wird supprimiert.
- Beim **Insulinom** kommt es häufig innerhalb < 24 h, gelegentlich aber auch erst nach > 50 h zu einem Abfall des Serum-BZ auf < 40 mg/dl, Insulin bzw. C-Peptid sind erhöht und bleiben konstant hoch. Dieser Effekt kann durch körperliche Belastung verstärkt werden (Vorsicht, Synkopen möglich!).
- Bestimmung des **Insulin-BZ-Quotienten** (Insulin: uE/ml, BZ: md/dl): Ein Wert < 0,3 spricht gegen ein Insulinom, ein Wert > 0,3 dafür.
- Ein Insulinom ist ausgeschlossen bei C-Peptid-Werten < 6 ng/ml.
- Relativ häufig induzieren Pat. eine Hypoglykämie, um die Krankheit vorzutäuschen: Deshalb Asservierung von Urin und Serum am Versuchsende (ggf. Bestimmung von Medikamenten in Speziallabors) bzw. von Insulin und C-Peptid (hohes Insulin bei supprimiertem C-Peptid spricht für eine Insulinapplikation).

Kortisol-Tagesprofil

IND
- V. a. Cushing-Syndrom oder Hyperkortisolismus.
- Überprüfung des Regelkreises Hypothalamus-Hypophyse-Nebennierenrinde.

MA Je 2 ml Serum auf Kortisol.

DF Abnahme von Kortisol um 8:00 und 24:00 Uhr, optional zusätzlich um 12:00 und 16:00 Uhr.

BU
- **Normalbefund:** Kortisol im Profil:
  – Morgens (8:00 Uhr): 5–25 µg/dl (138–690 nmol/l).
  – Minimalwert nachts (24:00 Uhr): < 5 µg/dl (< 138 nmol/l).
- Bei **Störungen des Feedback-Mechanismus** ist der zirkadiane Rhythmus aufgehoben, ebenso aber auch bei Stress, z. B. psychischen Ausnahmesituationen, Psychosen, schweren Erkrankungen.
- Bei V. a. Hypokortisolismus besser ▶ ACTH-Kurztest!

Laktose-Belastungstest

Synonym: Laktosetoleranz-Test – falls kein H_2-Atemtest verfügbar.

IND
- V. a. auf primäre Laktoseintoleranz.
- V. a. sekundäre Laktoseintoleranz, z. B. bei chronisch-entzündlichen Darmerkrankungen, HIV-Infektion, Laktosemalabsorption.

MA Je 120 ml Heparinblut: Serum oder kapillär für Glukosebestimmung.

DF Pat. > 12 h nüchtern lassen. Blutentnahme vor Beginn. Danach 50 g Laktose gelöst in 400 ml Wasser zügig trinken lassen (bei Kindern < 2 J. 4 g/kg KG als Lösung, ab 2 J. 2 g/kg KG). Glukosekonzentration im Serum nach 30, 60, 90 und 120 Min. bestimmen.

Anschlusstest am nächsten Tag: Pat. > 12 h nüchtern lassen, Blutentnahme kapillär oder venös vor Beginn, danach 25 g D-Glukose und 25 g D-Galaktose gelöst in 400 ml Wasser zügig trinken lassen. Glukosekonzentration im Serum nach 30, 60, 90 und 120 Min. bestimmen.

! Einfacher und spezifischer: H_2-Atemtest bei gleicher Indikation.

BU
- **Normal:** BZ-Anstieg um > 20 mg/dl (> 1,11 mmol/l) im venösen Blut und um > 25 mg/dl (> 1,39 mmol/l) im Kapillarblut.
- Für einen positiven Test (**Laktoseintoleranz**) sprechen klinisch abdominale Schmerzen, Krämpfe, Diarrhöen und teilweise präsynkopale Zustände meist ca. 1 h nach Testbeginn, aber auch mit langer Latenz bis zu 6 h.
- Liegt ein **Laktasemangel** vor, ist das Verhältnis von Glukoseanstieg nach Laktosegabe zu Glukoseanstieg nach Glukose- und Galaktosegabe < 0,4.
- Bei Pat. mit **Diabetes mellitus** bzw. **pathologischer Glukosetoleranz** treten falsch-negative Ergebnisse auf, da Laktose durch die Laktase in Glukose und Galaktose gespalten wird. Bei Pat. mit z. B. Z. n. resezierenden Magen-OPs oder gestörter intestinaler Motilität können falsch-positive Befunde durch eine bakterielle Fehlbesiedlung erhoben werden.

LHRH-Test

Synonym: Luteinisierendes-Hormon-Releasing-Hormon.

IND Überprüfung der Stimulierbarkeit des Hypophysenvorderlappens durch Gabe von LHRH bei V. a. hypothalamisch-hypophysäre Ovarialinsuffizienz.

MA Je 2 ml Serum zur Bestimmung von LH und FSH (▶Kap. 2.1).

DF Therapie mit Sexualhormonen (v. a. Danazol, Clomifen, Cyproteronacetat, Gestagene) 4 Wo. vorher absetzen.
Unmittelbar vor Testbeginn Bestimmung von LH und FSH. Dann 0,1 mg LHRH (z. B. Relefact®) langsam i. v., Bestimmung von LH und FSH 30 Min. nach LHRH-Gabe.

BU ▶ Abb. 4.1
- **Normal:** Anstieg von LH und FSH nach 20–40 Min. auf das > 4-Fache. Bei normaler Reaktion: Sekretion von LH > FSH (Geschlechtsreife), in der Präpubertät LH = FSH.
- **Fehlende Sekretion von LH und FSH** bei schwerer hypothalamisch-hypophysärer Amenorrhö, Z. n. Läsion des Hypothalamus oder Hypophysenstiels.

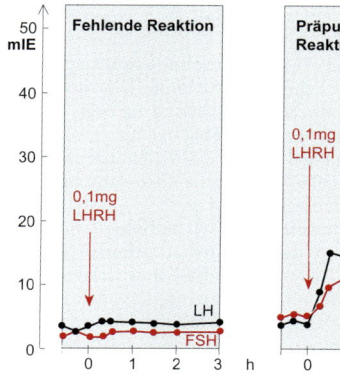

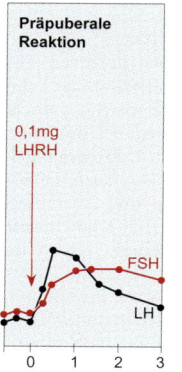

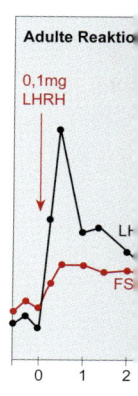

Abb. 4.1 LHRH-Test [A300]

Metoclopramid-Test

IND Ausschluss bzw. Nachweis einer latenten Hyperprolaktinämie bei z. B. Hypophysentumor, Prolaktinom, primärer und sekundärer Amenorrhö.
MA Je 2 ml Serum zur Prolaktinbestimmung (▶Kap. 2.1).
DF Möglichst in der 2. Zyklusphase durchführen, meistens 20.–22. Zyklustag. Zuvor nicht auf der Brust liegen, keine Manipulationen der Brust (kann Werte verfälschen).
Pat. nüchtern lassen, 4 h nach dem Aufstehen Bestimmung des Basalwerts, danach 10 mg Metoclopramid, z. B. Paspertin® i. v., nach 25 Min. 2. Blutentnahme.
BU
- **Normal:** Basalwert 2–20 ng/ml, nach Stimulation mindestens 4- bis 5-facher Anstieg. Anstiege > 12-fach sprechen für ein Prolaktinom.
- Bereits **erhöhte Ausgangswerte,** z. B. bei Prolaktinom, steigen häufig nur gering an.
- Bei **funktioneller Hyperprolaktinämie** meist normaler bis leicht erhöhter Ausgangswert, aber überschießender Anstieg nach Stimulation.

Metopiron-Test

IND Nachweis einer sekundären Nebennierenrinden-Insuffizienz.
MA 1 ml Serum für Kortisolbestimmung, 11-Desoxykortisol-Bestimmung.
DF Gabe von 30 mg Metopiron/kg KG p. o. um 23:00 Uhr und Blutentnahme um 8:00 Uhr. Zur besseren Verträglichkeit mit etwas Nahrung aufnehmen.
BU Test nur auswertbar, wenn Kortisol supprimiert ist.
Normal: 11-Desoxykortisol > 70 µg/ml (180 mmol/l) und ACTH > 150 pg/ml.
11-Desoxykortisol-Konzentrationen < 70 µg/ml sprechen für eine sekundäre oder primäre Nebennierenrinden-Insuffizienz. Bei gleichzeitiger Bestimmung von ACTH spricht der fehlende ACTH-Anstieg für eine sekundäre Nebennierenrinden-Insuffizienz.

NBT-PABA-Test

Synonym: N-Benzoyl-Tyrosyl-Paraaminobenzoesäure-Test.

IND V. a. exokrine Pankreasinsuffizienz.

MA 10 ml 6-h-Sammelurin auf Paraaminobenzoesäure (PABA), Gesamturinmenge bestimmen.

DF Optimal: 48 h zuvor keine Einnahme von Medikamenten (soweit klinisch vertretbar), keine Nahrungsmittel mit Benzoesäure (Konservierungsmittel) essen lassen, 12 h vor Beginn des Tests nüchtern und Blase vor Beginn leeren lassen.
Standardisiertes Frühstück mit 200 ml Tee (ohne Zucker), 1 Scheibe Brot mit Butter und Marmelade, dazu 3 Tbl. Bentiromid® (Kinder < 30 kg KG 1 Tbl., 30–45 kg KG 2 Tbl.). Danach 500 ml Tee trinken und nach 5 h erneut eine Scheibe Brot mit Butter und Marmelade essen lassen. Sammelurin (Menge angeben) über 6 h nach Tabletteneinnahme.

BU
- Normalerweise werden mindestens 50 % der zugeführten PABA aufgenommen. Werte < 40 % gelten als positiv im Sinne einer Pankreasinsuffizienz.
- Der Test kann bei intestinaler Malabsorption, z. B. Sprue, chronisch oder akut entzündlichen Darmerkrankungen (Morbus Crohn, Salmonellenenteritis), falsch-positiv ausfallen.
- Bei grenzwertigen Befunden Test erneut durchführen.

Östrogen-Gestagen-Test

IND Primäre oder sekundäre Amenorrhö bei negativem Gestagentest.
MA Kein Material notwendig.
DF Nach sicherem Ausschluss einer Gravidität (β-HCG) Gabe von Progynon C® 60 mg/d (3 × 1 Tbl.) für 20 d, zusätzlich Gestagene, z. B. Orgametril®, 10 mg/d vom 11.–20. Einnahmetag oder Kombinationspräparat, z. B. Cyclo-Progynova®.
BU Auslösung einer Entzugsblutung wenige Tage nach Absetzen der Medikamente.
- **Positiv:** Schon eine geringe Blutung innerhalb 1 Wo. gilt als positiv.
- **Negativ:** Keine Blutung. V. a. fehlendes funktionsfähiges Endometrium (rudimentärer Uterus, Mayer-Rokitansky-Küster-Hauser-Syndrom), Z. n. mehreren Abrasiones (Ashermann-Fritsch-Syndrom), Synechien, Z. n. Tuberkulose.

In diesen Fällen Wiederholung des Tests mit doppelter Dosierung.

Parathormon-Test

IND Zur DD des Pseudohypoparathyreoidismus.

MA Je 5 ml Vollblut und 4 ml EDTA-Blut über liegende Braunüle, Spontanurin.

DF
- Pat. vor Testbeginn nüchtern, mit entleerter Blase, 250 ml Wasser trinken lassen
- Vor Injektion: 5 ml Vollblut zur Bestimmung von Kalzium, Phosphat, Kreatinin und 4 ml EDTA-Blut zur Bestimmung von cAMP und intaktem Parathormon.
- Um 9:00 Uhr Injektion von humanem Parathormon (Dosis 0,5 mg/kg KG mit NaCl 0,9 % verdünnt) über liegende Braunüle über 2 Min.
- 7, 12 und 30 Min. nach Injektion jeweils 5 ml Vollblut und 4 ml EDTA-Blut entnehmen zur Bestimmung von Phosphat, Kreatinin, Prolaktin und cAMP.
- 30 und 60 Min. nach Injektion Sammeln von Spontanurin zur Bestimmung von Phosphat, Kreatinin und cAMP.

BU Errechnen der auf die glomeruläre Filtrationsrate (GFR) bezogenen Clearance von Phosphat und cAMP.

$$\text{cAMP/GFR}\,[\text{nmol}/24\,\text{h}] = \frac{\text{Kreatinin im Serum} \times \text{cAMP}\,[\text{nmol/dl}]}{\text{Kreatinin i.U.}}$$

- Bei **Gesunden** und bei **Pat. mit primärem Hyperparathyreoidismus** folgt ein Anstieg von cAMP im Plasma auf > 100 nmol/l, im Urin auf > 60 nmol/dl des Glomerulusfiltrats und von Prolaktin auf > 60 mU/l.
- **Pseudohypoparathyreoidismus** (Endorganresistenz):
  - **Typ I** (cAMP-Synthesestörung): cAMP- und Phosphatausscheidung konstant, Prolaktin < 60 mU/l.
  - **Typ II** (keine cAMP-Synthesestörung, aber Störung der Informationsweitergabe an Nieren- und Knochenzellen): cAMP-Anstieg im Plasma > 100 nmol/l, Phosphatausscheidung bleibt konstant.

Pentagastrin-Test

IND
- V. a. medulläres Schilddrüsenkarzinom bzw. C-Zell-Hyperplasie, wenn Kalzitonin normal. Vor allem bei Frühstadien indiziert oder als postoperative Kontrolle.
- Screening bei asymptomatischen Onkogenträgern (RET-Onkogen-Mutation) bei multipler endokriner Neoplasie MEN IIa/b oder familiärem C-Zell-Karzinom.

MA Jeweils 1 ml zur Bestimmung von Kalzitonin, rasch verarbeiten, zentrifugieren und einfrieren.

DF Vor Testbeginn Ausgangswert bestimmen, danach 0,5 mg/kg KG Pentagastrin langsam i. v. (Anaphylaxie möglich). Kalzitonin 2 und 5 Min. nach Gabe bestimmen.

! Passagerer Brechreiz → Pat. vorwarnen!

BU Eigenes Labor fragen!
- Normalerweise Anstieg auf < 100 pg/ml bei Männern und < 40 pg/ml bei Frauen.
- Bei Pat. mit **medullärem Schilddrüsenkarzinom** kommt es zum vielfachen Anstieg (bei Frühformen auch geringer).

Achtung: Kalzitonin kann auch paraneoplastisch gebildet werden, z. B. bei kleinzelligem Bronchialkarzinom!

Renin-Aldosteron-Orthostase-Test

Synonym: Lasix-Test.

IND
- **Bei gesicherter Diagnose eines primären Hyperaldosteronismus:** DD von aldosteronproduzierendem Adenom und idiopathischem Hyperaldosteronismus bei bilateraler Hyperplasie, des idiopathischen primären Hyperaldosteronismus von Morbus Conn (Trias Hypokaliämie, Hypernatriämie, Hypertonie).

  Nicht indiziert bei nachgewiesenem Nebennierenrinden-Adenom.
- Nachweis des isolierten Hypoaldosteronismus (sehr selten).

MA 2 ml Serum zur Bestimmung von Aldosteron und Renin.

DF Ab 24:00 Uhr Bettruhe, um 8:00 Uhr im Liegen Basalwertbestimmung von Aldosteron und Renin. Wiederholung nach 2 h Orthostase.

BU
- **Normal** ist ein Anstieg von Aldosteron und Renin um das 0,5- bis 2,0-Fache.
- Verminderter Anstieg von Aldosteron und Renin bei **Hypoaldosteronismus** und **aldosteronproduzierendem Tumor.**
- Bei **idiopathischem Hyperaldosteronismus** isoliert erhöhte Basalwerte oder vermehrter Anstieg nach Orthostase.

Schilling-Test

Synonym: Vit.-B_{12}-Resorptionstest.

IND V. a. Resorptionsstörung von Vit. B_{12} (z. B. Morbus Crohn, Sprue), chronische atrophische (Typ-A-)Gastritis, Perniziosa, erniedrigter Vit.-B_{12}-Spiegel im Serum.

MA 10 ml 24-h-Sammelurin zur Bestimmung von ^{57}Co-Vit. B_{12}, Gesamtmengenangabe, in dunkler Flasche sammeln.

DF Vor Testbeginn nüchternen Pat. Blase entleeren lassen. Orale Gabe von 0,5-mCi-markiertem ^{57}Co-Vit. B_{12}, nach 2 h 1 mg unmarkiertes Vit. B_{12} i. m. spritzen. 24-h-Urin sammeln.

! Bei bakterieller Fehlbesiedlung des Darms sollte diese zunächst behandelt und erst anschließend der Test durchgeführt werden. Ansonsten ist mit falsch-positiven Befunden zu rechnen.

BU
- Gemessen wird der prozentual ausgeschiedene Anteil des markierten Vit. B_{12}.
- **Normalwert** > 10 % der oralen Dosis, bei **entzündlichen Darmerkrankungen** mit Befall des terminalen Ileums < 5 %, bei **Perniziosa** deutlich < 5 %.
- **Chronisch atrophische Gastritis:** Bei festgestellter niedriger Vit.-B_{12}-Resorption zur Klärung der Frage, ob ein Intrinsic-Faktor-Mangel vorliegt, Test nach ca. 5 d mit gleichzeitiger Gabe von 35 mg Intrinsic-Faktor p. o. zu Testbeginn wiederholen. Kommt es hierbei zum Anstieg auf > 8 %, so liegt ein Mangel an Intrinsic-Faktor vor (vgl. Parietalzell-Ak ▶ Kap. 2.1).
- Manchmal wird der Test auch mit gleichzeitiger Gabe von ^{56}Co-Vit. B_{12} und Intrinsic-Faktor durchgeführt, da eine Differenzierung der Radionuklide möglich ist.
- Der Test ist auch unter laufender Vit.-B_{12}-Substitution durchführbar.

Ohne radioaktiv markiertes Vit. B$_{12}$

IND
- V. a. Resorptionsstörung von Vit. B$_{12}$ (z. B. Morbus Crohn, Sprue), chronisch-atrophische (Typ-A-)Gastritis, Perniziosa.
- Erniedrigter Vit.-B$_{12}$-Spiegel im Serum.

MA Je 1 ml Serum für Vit.-B$_{12}$-Bestimmung.

DF Vor Testbeginn Ausgangswert bestimmen, danach orale Gabe von 1 mg Vit. B$_{12}$, nach 4 h 2. Blutentnahme. Wiederholung mit zusätzlicher Gabe von 35 mg Intrinsic-Faktor.

! Bei bakterieller Fehlbesiedlung des Darms sollte diese zunächst behandelt und erst anschließend der Test durchgeführt werden. Ansonsten ist mit falsch-positiven Befunden zu rechnen.

BU
- **Anstieg auf 10–20 ng/dl** bei Malnutrition.
- **Kein Anstieg oder < 10 ng/dl:** Erneuter Test mit Intrinsic-Faktor. Steigt Vit. B$_{12}$ jetzt auf 10–20 ng/dl, liegt ein Intrinsic-Faktor-Mangel vor (vgl. Parietalzell-Ak ▶ Kap. 2.1).
- **Weiterhin kein oder nur geringer Anstieg:** Hinweis auf Resorptionsstörung im terminalen Ileum, z. B. Morbus Crohn, Sprue.

Sekretin-Provokationstest

IND
- V. a. Gastrinom (Zollinger-Ellison-Syndrom).
- Postoperative Kontrolle nach Gastrinomoperation.
- Erhöhte basale Gastrinspiegel.

MA Je 1 ml Serum zur Bestimmung von Gastrin (▶ Kap. 2.1).

DF Vor Testbeginn Ausgangswert bestimmen, danach 1 klinische Einheit/kg KG Sekretin (z. B. Sekretolin®) i. v.; Blutentnahme nach 2, 5, 10 und 30 Min (Anaphylaxie möglich!).
Mindestens 1 Wo. zuvor Protonenpumpenhemmer absetzen, da hierunter erhöhte Gastrinspiegel bestehen.

BU
- Paradoxer Anstieg um mehr als 100 % bei erhöhtem Ausgangswert beweist ein Gastrinom (Spiegel meist > 200–1.000 ng/l), aber falsch-negative Befunde in bis zu 10 %.
- Bei anderen Erkrankungen mit erhöhten basalen Gastrinspiegeln, z. B. Magenausgangsstenose oder Ulcus duodeni, kommt es nur zu geringer oder keiner Stimulation bzw. zum Abfall. Postoperativ sollten keine erhöhten Werte mehr nachgewiesen werden.

TRH-Test

Synonym: TRH-Stimulationstest.

IND
- Überprüfung des Regelkreises Hypophyse–Schilddrüse.
- Hypophyseninsuffizienz.
- DD: Hypo-/Hyperthyreose.
- Selten indiziert bei grenzwertigem TSH-Wert (▶ Kap. 2.1).

MA Je 5 ml Serum zur Bestimmung von TSH.

DF Pat. nüchtern lassen, vor Testbeginn Ausgangswert bestimmen. Danach Gabe von 200 µg TRH (bei Kindern 100 µg/m^2 Körperoberfläche bzw. 7 µg/kg KG), z. B. Thyroliberin® i. v. (**cave:** Anaphylaxie möglich!) oder 40 mg TRH oral (bei Kindern 20 mg/m^2 Körperoberfläche), z. B. Thyroliberin® p. o.
TSH-Bestimmung 30 Min. nach i. v. Gabe, bei oraler Gabe nach 3–4 h.

! **Kontraindikationen:**
Instabile Angina pectoris, frischer Myokardinfarkt, Gravidität, Krampfanfallsleiden.

BU
- **Normalerweise** Anstieg um mindestens 2,0 mU/l bis maximal 25 mU/l. Verminderte Antwort bei Vormedikation mit L-Thyroxin, länger dauernder Therapie mit Glukokortikoiden, Acetylsalicylsäure, L-Dopa-Agonisten und Barbituraten. Bei Vormedikation mit Metoclopramid Antwort erhöht.
- **Erniedrigter Anstieg:** < 2,0 mU/l bei niedrigem Basalwert < 0,1 mU/l ist für eine aktive Hyperthyreose typisch. DD: Suppressionstherapie, endogene Depression, Cushing-Syndrom, Steroidtherapie, Leberzirrhose und Niereninsuffizienz.
- **Erhöhter Anstieg:**
  - Bei *latenter Hyperthyreose* (d. h. normale Werte für fT$_3$, fT$_4$, ▶ Kap. 2.1) kann auch ein erniedrigter Anstieg erfolgen.
  - Bei *manifester Hypothyreose* (erniedrigte Werte für fT$_3$, fT$_4$) und latenter Hypothyreose (noch normale Werte für fT$_3$; fT$_4$) deutlich erhöhter Anstieg mit Werten > 25 mU/l.
  - DD: Massiver Jodmangel, Malnutrition, initial bei Thyreoiditis, Z. n. Suppressionstherapie und Z. n. Radiojodtherapie bei z. B. Struma mit Hyperthyreose.

Vasopressin-Test

IND	Zur DD von Diabetes insipidus centralis, Diabetes insipidus renalis oder osmotischer Diurese.
MA	Je 5 ml Urin zur Bestimmung der Osmolalität.
DF	Vor Testbeginn um 18:00 Uhr 5 ml Spontanurin für Ausgangswert gewinnen, danach Gabe von 5 E Vasopressin (Pitressin Tannat®) i. m. Im Verlauf nicht mehr trinken lassen, Blase vor dem Schlaf entleeren lassen. Am nächsten Morgen 8:00 Uhr 5 ml Urin gewinnen.
!	**Kontraindikationen** Hypertonie, Herzinsuffizienz, koronare Herzerkrankung, periphere arterielle Verschlusskrankheit > IIa (nach Fontaine), Asthma und Epilepsie.
BU	• Bei **Diabetes insipidus centralis** Anstieg der Urinosmolalität um 50 %. • Bei **Diabetes insipidus renalis** oder **osmotischer Diurese** kein bzw. nur geringer Anstieg.

Xylose-Test

IND V. a. Malabsorptionssyndrom, z. B. bei Sprue, chronisch-entzündlicher Darmerkrankung.

MA Jeweils 1 ml Serum und 25 ml Sammelurin. D-Xylose-Bestimmung.

DF Pat. > 12 h nüchtern lassen, eine Nierenfunktionseinschränkung muss vorher ausgeschlossen sein. Nach Entleerung der Harnblase Gabe von 25 g D-Xylose (Kinder 5 g) gelöst in 500 ml (100 ml) Wasser oder ungesüßtem Tee. Schnell trinken lassen (ca. 5 Min.)! Sammelurin über 5 h, hierbei nochmals in den ersten 2 h 500 ml (100 ml) Wasser/Tee trinken lassen. Blutentnahmen nach 60 und 120 Min. (bzw. nur nach 60 Min.).

! Alternative: H_2-Atemtest (schneller und preiswerter).

BU
- **Normwerte:**
  - *Serum:*
    - *Erwachsene:* 1 und 2 h > 30 mg/dl.
    - *Kinder:* 1 h > 20 mg/dl.
  - *Urin (Erwachsene/Kinder):* > 20 % der verabreichten Menge D-Xylose.
- **Erniedrigter Anstieg:** Bei Malabsorptionssyndrom, z. B. bei Zöliakie, Sprue, entzündlicher Darmerkrankung (Morbus Crohn).

5 Tumormarker

5.1	Diagnostischer Wert	216
5.2	Indikationsstufen	216
5.3	Organsysteme	217
5.4	Alphabetisches Verzeichnis der Tumormarker	220

5.1 Diagnostischer Wert

Meist erfolgen zu viele Bestimmungen von Tumormarkern mit zu hohem diagnostischem Anspruch. Die Diagnose eines Tumorleidens kann nicht nur aufgrund des Tumormarkernachweises gestellt werden, u. a. weil sich die meisten Tumormarker auch bei Gesunden in geringerer Konzentration nachweisen lassen. Ihre Anwendung ist nur sinnvoll zur Erhärtung eines klinisch begründeten Verdachts bzw. zur Verlaufskontrolle eines Tumorleidens.

Dem teuren Screening folgen oft nichtindizierte weitere Untersuchungen, die kostspielig und für die Pat. sehr belastend sind. Die einzigen auch für das Screening akzeptierten Tumormarker sind Kalzitonin bei V. a. hereditäre Formen des medullären Schilddrüsenkarzinoms und AFP bei über Jahren bestehenden chronischen Hepatitiden zum Screening des hepatozellulären Karzinoms. Die Bedeutung des PSA als Suchparameter ist derzeit noch umstritten und wird sicherlich überschätzt.

Bei Folgekontrollen sind Abweichungen bis 15 % ohne Bedeutung, bei Veränderungen bis 30 % sollte bei entsprechender Klinik und Indikation eine Verlaufskontrolle erfolgen. Erst Abweichungen > 30 % sind als echte Abweichungen (unter Berücksichtigung der HWZ, z. B. bei CEA bis 8 d) zu sehen.

> **CAVE**
> Klare Indikation zur Bestimmung stellen und Konsequenzen für die weitere Therapie bedenken!

5.2 Indikationsstufen

- **Sinnvolle Indikationen:**
  - *Überwachung von Krankheitsverläufen und Therapien.* Ausgangswert vor Induktion oder Wechsel der Therapie bestimmen. Liegt dieser Wert über dem Normalwert, Folgewerte bestimmen, ansonsten Verzicht auf Folgekontrollen.
  - *Rezidiverkennung:* Nach Bestimmung des Ausgangswerts auch bei normalem Wert (z. B. bei Hodentumoren) anhand von Nachsorgekalendern sinnvoll.
- Bei einigen Markern **nach kritischer Prüfung** sinnvoll:
  - *Früherkennung* bei bestimmten Risikogruppen (z. B. Leberzirrhose [AFP]).

- *Diagnose* von Erkrankungen (teilweise bei Wechsel der Tumorhistologie unter Therapie möglich).
- Abschätzen der *Prognose* (nur selten möglich).

5.3 Organsysteme

5.3.1 Gastroenterologie

(Mod. nach Wolter Ch. et al., DÄ, 1996.)

Früherkennung

AFP: Bei hepatozellulärem Karzinom, bei chronisch-aktiver Hepatitis und Leberzirrhose alle 6 Mon., bei HBsAg-Persistenz 1 × jährlich.

Diagnose

- **AFP:** V. a. hepatozelluläres Karzinom.
- **CA 19–9, CEA:** V. a. Pankreas- oder Gallengangskarzinom.
- **NSE, Chromogranin A:** V. a. neuroendokrine Tumoren, z. B. APUDome.

Therapiekontrolle/Rezidiverkennung

- **AFP:** Hepatozelluläres Karzinom.
- **CEA:** Kolon- und Rektumkarzinom.
- **CA 19–9:** Pankreaskarzinom oder Gallengangskarzinom.
- **CA 72–4/CEA:** Magenkarzinom.
- **NSE, Chromogranin A:** Neuroendokrine Tumoren, z. B. APUDome.

Weitere Tumormarker mit fraglichem klinischem Nutzen

- **CEA/SCC:** Ösophaguskarzinom, Analkarzinom.
- **CEA, CA 72–4, CA 19–9:** Magenkarzinom.
- **CEA, CA 19–9:** Gallengangs- und Pankreaskarzinom.
- **CEA:** C-Zell-Karzinom, Mammakarzinom.
- **5-HIES/Serotonin:** Karzinoide.
- **Gastrin:** Gastrinom.
- **Insulin, Proinsulin:** Insulinom.

5.3.2 Pneumologie

Früherkennung

Kein Marker sinnvoll!

Diagnose
- **NSE:** V. a. kleinzelliges Bronchialkarzinom, V. a. neuroendokrine Tumoren, z. B. APUDome.
- **AFP + HCG + NSE + PLAP:** DD: Tumor im Mediastinum.

Therapiekontrolle/Rezidiverkennung
- **NSE:** Kleinzelliges Bronchialkarzinom, neuroendokrine Tumoren, z. B. APUDome.
- **AFP + HCG + LDH:** Keimzelltumor im Mediastinum ohne Seminomanteile.
- **AFP + HCG + LDH + PLAP:** Seminomatöser, mediastinaler Keimzelltumor.

Weitere Tumormarker mit fraglichem klinischem Nutzen
- **Cyfra 21-1/CEA:** V. a. nichtkleinzelliges Bronchialkarzinom.
- **NSE/ProGRP/Cyfra 21-1:** V. a. kleinzelliges Bronchialkarzinom.

> **C A V E**
> Die Bestimmung von Tumormarkern bei malignen primären Lungentumoren und beim Pleuramesotheliom ist i. d. R. entbehrlich.

5.3.3 Gynäkologie

Früherkennung
Kein Marker sinnvoll!

Diagnose
Nur in Ergänzung mit klinischen Befunden sinnvoll!
- **CA 15-3:** V. a. metastasiertes Mammakarzinom.
- **CA 12-5:** V. a. Ovarialkarzinom (postmenopausal).

Therapiekontrolle/Rezidiverkennung
- **CA 15-3/CEA:** Mammakarzinom.
- **CA 12-5:** Ovarialkarzinom.
- **CA 72-4 + CA 19-9:** Bei CA-12-5-negativem Ovarialkarzinom.

Weitere Tumormarker mit fraglichem klinischem Nutzen
- **SCC/CEA:** Zervixkarzinom.
- **CA 12-5/CA 19-9:** Korpuskarzinom.

5.3.4 Urologie

Früherkennung
PSA: Prostatakarzinom, einmal jährlich bei Männern > 50 J. nur in Ergänzung mit digitaler Untersuchung sinnvoll, Blutentnahme vor digitaler rektaler Untersuchung.

Diagnose
- **PSA + freies PSA:** V. a. Prostatakarzinom.
- **AFP/HCG:** V. a. Hodentumor.

Therapiekontrolle/Rezidiverkennung
- **PSA:** Prostatakarzinom.
- **AFP/HCG/LDH:** V. a. Hodentumor.

Weitere Tumormarker mit fraglichem klinischem Nutzen
- **NSE:** Seminom.

5.4 Alphabetisches Verzeichnis der Tumormarker

CA 12–5 (CA 125) im Serum

RB < 35 U/ml, HWZ 5 d.
MA 1 ml Serum.
! Falsch hohe Werte bei Aszites/Leberzirrhose, Peritonitis, Endometriose, Menstruation und Schwangerschaft.
DD
- Diagnose, Erkennung von Rezidiven und Verlaufskontrolle bei Ovarialtumoren (v. a. bei epithelialen serösen und undifferenzierten Karzinomen in ca. 80 % positiv, schlecht bei muzinösen Tumoren, hier besser CA 72-4, CEA oder AFP bestimmen).
- Ebenfalls erhöht bei Pankreaskarzinom (ca. 65 % der Fälle positiv), Leberzellkarzinom (ca. 70 % der Fälle positiv).

Siehe gynäkologische Tumormarker (▶ Kap. 5.3.3).

CA 15–3 im Serum

RB < 20 U/ml.
MA 1 ml Serum.
DD ↑: Bei Mammakarzinom bis 50 % der Fälle positiv, Erkennung von Metastasen in bis zu 90 %, aber auch in 70 % positiv bei Ovarialkarzinom. Siehe gynäkologische Tumormarker (▶ Kap. 5.3.3).

CA 19–9 im Serum

RB	< 37 U/ml.
MA	1 ml Serum.
!	Bei Cholestase und Lewis-a/b-negativen Pat. (bis zu 8 % der Bevölkerung) nicht nachweisbar.
DD	• ↑: Adenokarzinome von Pankreas, Gallenwegen, Magen und Kolon/Rektum bis 90 % der Fälle, Ergänzung von CEA möglich.
	• Teilweise auch positiv bei entzündlichen Erkrankungen des Darms, primär biliärer Zirrhose und chronischer Hepatitis (bis zu 30 % der Fälle) und Tbc.

Siehe gynäkologische Tumormarker (▶ Kap. 5.3.3).
Siehe gastroenterologische Tumormarker (▶ Kap. 5.3.1).

CA 72–4 im Serum

RB	< 6 U/ml.
MA	1 ml Serum.
DD	• ↑: Adenokarzinome von Pankreas, Magen, Kolon/Rektum und Gallenwegen bis 60 % der Fälle, Ergänzung von CEA und CA 19–9 möglich.
	• Teilweise auch positiv bei hämatologischen Erkrankungen und entzündlichen Erkrankungen des Darms.

Siehe gynäkologische Tumormarker (▶ Kap. 5.3.3).
Siehe gastroenterologische Tumormarker (▶ Kap. 5.3.1).

α_1-Fetoprotein im Serum

Synonym: AFP.
- **RB** < 3 ng/ml (< 3 g/l), HWZ bis 8 d.
- **MA** 1 ml Serum.
- **!** Raucher: Werte bis 20 ng/dl.
- **DD**
  - ↑: Primäres Leberzellkarzinom, Tumoren von Hoden, Ovar und gastrointestinale Tumoren.
  - Gering erhöht (< 150–300 ng/dl) bei chronischer Leberkrankung, Hämochromatose.

  Siehe gastroenterologische Tumormarker (▶Kap. 5.3.1).

Kalzitonin (hCT) im Serum

- **RB** < 10 ng/dl (2,8 pmol/l).
- **MA** 1 ml Serum, EDTA-Plasma, Heparin-Plasma.
- **!** **Pentagastrin-Test** (▶Kap. 4.1): Pat. mit medullärem Schilddrüsenkarzinom oder mit C-Zell-Hyperplasie zeigen nach Pentagastrin höhere hCT-Anstiege als Normalpersonen.
  Durchführung: 5 ml Blut aus Verweilkanüle entnehmen, 0,5 μg Pentagastrin pro kg KG als Bolus, weitere Entnahmen nach 2 und 5 Min. Test ist positiv bei hCT > 50 (Frauen) bzw. > 79 (Männer).
- **DD**
  - ↑: Medulläres Schilddrüsenkarzinom, Messwerte korrelieren mit Tumormasse.
  - Geringer erhöht bei C-Zell-Hyperplasie, z. B. im Rahmen einer Hashimoto-Thyreoiditis, gelegentlich bei Niereninsuffizienz oder Leberzirrhose.

CEA

Synonym: Karzinoembryonales Ag i. S.
RB < 5 ng/ml, Raucher bis 10 ng/ml. HWZ bis 8 d.
MA 1 ml Serum.
! Raucher haben Werte bis 10 ng/ml. Erhöhte Werte auch nach Frischzellentherapie und bei Affektionen von Pankreas, Dünn- und Dickdarm möglich.
DD
- ↑: Adenokarzinome von Pankreas, Magen, Kolon/Rektum, Lunge, Mamma, Ovar, Zervix in bis zu 60 %, Werte > 50 ng/ml weisen auf mögliche Fernmetastasierung hin.
- Teilweise auch positiv bei entzündlichen Erkrankungen des Gastrointestinaltrakts, Leberzirrhose, Lungenemphysem, hierbei Werte meist < 15 ng/ml.

Siehe gynäkologische Tumormarker (▶ Kap. 5.3.3).
Siehe gastroenterologische Tumormarker (▶ Kap. 5.3.1).

Cyfra 21–1 im Serum

RB < 7 U/ml.
MA 1 ml Serum.
DD
- ↑: Nichtkleinzelliges Karzinom der Lunge in bis zu 80 % positiv.
- Bei folgenden Tumoren wurden ebenfalls erhöhte Werte gefunden: Ovarial-, Zervix- und Blasenkarzinome.

Siehe Lungentumormarker (▶ Kap. 5.3.2).

HCG im Serum

Synonym: Humanes Choriongonadotropin i. S.
RB < 2 mU/ml, Grenzwert bis 10 mU/ml, pathologisch > 10 mU/ml, HWZ bis 2 d.
MA 1 ml Serum.
! Postmenopausale, dialysepflichtige Frauen haben ohne Tumor 10-fach erhöhte Werte.
DD ↑: Tumormarker bei testikulärem oder plazentarem Chorionkarzinom bis zu 100 % positiv, Blasenmole bis zu 100 %, Keimzelltumoren (Teratokarzinom, embryonales Karzinom) bis zu 90 % (HCG bei Schwangerschaft).
Siehe urologische Tumormarker (▶Kap. 5.3.4), Kalzitonin (hCT) im Serum.

NSE im Serum

Synonyma: Neuronenspezifische Enolase, γ-Enolase.
RB < 12 g/l.
MA 1 ml Serum.
! Auf keinen Fall Hämolyse bei Abnahme erzeugen, nicht länger als 1 h stehen lassen! Erhöhte Werte auch bei benignen Lungenerkankungen (z. B. Lungenfibrose).
DD
- ↑: Bei kleinzelligem Bronchialkarzinom (bis zu 90 % positiv), Neuroblastom, Inselzellkarzinom, Phäochromozytom, intestinalen Karzinoiden (insbes. kleinzelligen neuroendokrinen Karzinomen).
- Auch erhöht bei schwerer Hirnschädigung.

Siehe Lungentumormarker (▶Kap. 5.3.2).

ProGRP

Synonym: Pro-Gastrin-Releasing-Peptid.
RB < 75 ng/l.
MA 1 ml Serum.
DD ↑↑: Kleinzelliges Bronchialkarzinom.
↑: Mastopathien, benigne urologische, gynäkologische und gastrointestinale Erkrankungen, Autoimmunerkrankungen, Infektionen, Niereninsuffizienz.

PSA im Serum

Synonym: Prostataspezifisches Ag.
RB < 4 ng/ml, HWZ 2–3 d.
MA 1 ml Serum, vor der körperlichen Untersuchung abnehmen. Nach Prostatapalpation und Manipulationen im Prostatabereich (z. B. Blasenspiegelung) ebenfalls erhöht.
DD
- ↑: Prostatakarzinom und Prostataadenom. Gegebenenfalls kombinieren mit PAP-Bestimmung.
- Erhöhte Werte auch bei benigner Prostatahyperplasie und Prostatitis, aber meist < 10 ng/ml (außer bei sehr großen Adenomen, ggf. Biopsie anstreben).

SCC im Serum

Synonym: Squamous cell carcinoma antigen.

RB < 2,0 ng/ml.
MA 1 ml Serum.
DD
- ↑: Plattenepithelkarzinome von Zervix, Lunge, Ösophagus, Hals-Nasen-Rachen-Raum und Analkarzinome.
- Erhöhte Werte auch bei Dermatosen und Nephropathien sowie hepatobiliären Erkrankungen.

Thyreoglobulin im Serum

RB < 35 mg/l.
MA 1 ml Serum; sofortige Probenaufbereitung oder Versand eingefrorenen Materials.
DD
- ↑: Bei differenzierten, follikulären bzw. papillären Schilddrüsenkarzinomen. Weisen in der Tumornachsorge auf Filiae oder Rezidiv hin.
- Erst nach totaler Thyreoidektomie als Tumormarker in der Nachsorge geeignet, da Thyreoglobulin auch beim Gesunden aus der Schilddrüse freigesetzt wird. Erhöhte Werte bei Struma, Gravidität und in hohem Alter möglich.

Index

Sachregister

Symbole
1,25-Dihydroxy-Cholecalciferol 136
1,25-OH-Cholecalciferol 136
5-HIES 71, 217
5-Hydroxyindolessigsäure 71
25-Hydroxy-Cholecalciferol 137
25-OH-Cholecalciferol 137
α1-Antitrypsin 24
α1-Antitrypsin-Mangel 49, 143
α1-Fetoprotein. Siehe AFP
α-Amylase 20
α-Hydroxybutyratdehydrogenase 69
β2-Mikroglobulin 102
β-Globulin 49
β-HCG
– Serum 69
– Urin 70
β-Karotin 85
β-Thalassämie 66, 152
γ-Globulin 49
γ-GT 64
δ-Aminolävulinsäure 19, 112

A
α1-Globulin 49
α2-Globulin 49
AAT 24
Abetalipoproteinämie 129
Abort, habitueller 109
ACA 139
ACE 12
Acetylcholinrezeptor-Antikörper 12
Achondroplasie 142
Acrodermatitis enteropathica 139
ACTH 13, 89
ACTH-Kurztest 188
ACTH-Langzeittest 189
ACTH-Produktion, paraneoplastische 88
ACTH-Syndrom, ektopes 193
Addison-Krise 188

Addison-Syndrom 13, 83, 104
Adenokarzinom 221, 223
Adenom, aldosteronproduzierendes 208
Adenosinmonophosphat-Deaminase-Mangel 136
Adenovirus 160
ADH 14
Adipositas 39, 88, 129
Adrenalin 15
Adrenogenitales Syndrom 125, 142
Adrenokortikotropes Hormon 13
AFP 54, 216–220
Agammaglobulinämie 49, 142
Agranulozytose 30
Ahaptoglobinämie 67
Ahornsirupkrankheit 142
AIDS 76, 100
Akromegalie 60, 89, 109
Akute-Phase-Protein 54
Akutphaseprotein 23, 24, 40, 66, 92
Akutphasereaktion 42, 55, 67, 138
ALA 19
Alanin-Aminotransferase 63
ALAT 63
Albright'sche hereditäre Osteodystrophie 143
Albumin 49
– im Liquor 16
– im Serum 16
– im Urin 17
Aldosteron 17
Alkalische Leukozytenphosphatase 94
Alkalische Phosphatase (AP)
– Einfluss von Medikamenten 5
Alkalose
– metabolische 34, 82
– respiratorische 34, 82, 108
Alkoholabusus 37, 39, 58, 64, 67, 134
ALL 94
Alport-Syndrom 143
ALS 19

ALT 63
Alveoläre Proteinose, kongenitale 143, 147
Alzheimer-Erkrankung 143
AMA 19, 140
Amenorrhö 115
– hypothalamisch-hypophysäre 202
– primäre 195, 203, 205
– sekundäre 195, 203, 205
Ammoniak 20
Amöbe 157
Amplifikationsmethode 157
Amyloidose 47, 49, 76
ANA 21, 139, 140
Analkarzinom 217, 226
Anämie 36, 39, 51, 91
– aplastische 119
– Entzündung 29
– hämolytische 26, 29, 32, 92, 119, 179
– makro- vs. mikrozytäre 28
– megakaryoblastäre 94
– megaloblastäre 142
– megaloblastische 31, 32, 46, 55, 66, 119
– mikrozytäre hypochrome 29
– nichtrenale 51
– perniziöse 81, 82, 92, 108, 135
– renale 29, 51
– schwere 129
– sideroblastische 29, 46, 119, 151
ANCA 22
Androgenresistenz 143
ANF 21, 140
Angelman-Syndrom 143
Angina pectoris, instabile 130, 211
Angioödem 86
Angiotensin Converting Enzyme 12
Anisozytose 31
Anorchie 195
Anorexia nervosa 108
Antazida 57, 100
Antidiuretisches Hormon 14

Sachregister

Antigen-Enzym-
immunoassay 157
Anti-HBc 167, 168
Anti-HBe 167, 168
Anti-HBs 167, 168
Anti-HCV 139, 140
Antihiston 140
Antikörper. *Siehe auch* Auto-
antikörper
- Acetylcholinrezeptor 12
- Adenovirus- 160
- Amöben- 160
- ANF 21
- antimikrosomale 19
- antimitochondriale 19, 140
- antineutrophile zyto-
  plasmatische 22
- antinukleäre 21, 139, 140
- Aspergillus- 161
- Basalmembran 25
- Candida- 161
- Chlamydien- 163
- CMV- 186
- Cryptococcus- 163
- direkter Erregernach-
  weis 156
- DNAase B 183
- Doppelstrang-DNS 46, 141
- Echinokokken- 164
- Einzelstrang-DNS 124, 140, 141
- Endomysium 51
- Enterovirus- 165
- Epstein-Barr-Virus- 165
- extrahierbare nukleäre
  Antigene (ENA) 50
- Gewebetransglutamin-
  ase 58
- Gliadin 59
- Glutamatdecarboxyl-
  ase 61
- Hanta-Virus- 166
- HAV- 166
- HBV- 167, 168
- HCV- 169
- HDV- 169
- Herzmuskulatur 70
- HEV- 170
- HGV- 170
- Histon 72
- HIV- 171
- Hyaluronidase 183
- indirekter Erreger-
  nachweis 157
- Influenzavirus- 172
- Inselzellen 79
- Insulin 79
- Intrinsic-Faktor- 81
- irreguläre 23
- Jo-1- 81
- Kardiolipin 85
- Leberantigen, lösli-
  ches 140
- Leishmanien- 174
- Liver-kidney microsomal
  antibodies 99
- mikrosomale 128
- Muskulatur, glatte 140
- Mykoplasmen- 178
- Nebennieren- 104
- nRNP- 105
- Parietalzell- 108
- Phospholipid- 109
- Plasmodien- 179
- PM-Scl- 111
- Rötelnvirus- 180
- Schistosoma- 181
- SCL 70 122
- smooth muscle
  antibodies 123
- soluble liver antigen 123
- SS-A 124
- SS-B 124
- ssDNS 124
- Staphylokokken- 182
- Streptokokken- 183
- Systemerkrankung 140
- Taenia-solium- 184
- Thyreoglobulin 226
- thyreoidale Peroxidase
  (TPO) 128
- Toxocara- 184
- Toxoplasma- 184
- Trichinella- 185
- Trypanosomen- 185
- TSH-Rezeptor- 128
- Tyrosin-Phosphatase- 131
- Zentriol- 138
- Zentromer- 139
- zyklisches zitrulliertes
  Peptid 39
Antikörpermangel-
Syndrom 48, 49, 77, 78, 100
Antikörper-Suchtest 23
Antimikrosomale Anti-
körper 19

Antimitochondriale Anti-
körper 19, 140
Antineutrophile zyto-
plasmatische Anti-
körper 22
Antinukleäre Antikörper 21, 139, 140
Antiphospholipid-
syndrom 85, 99, 117
Anti-Sm 140
Antistaphylolysin 182
Antistreptolysin-
Reaktion 183
Antithrombin 23
Antithrombin-III-
Mangel 143
Anulozyt 31
AP 5
APCA 108
APC-Resistenz 24
Apolipoprotein-E-Poly-
morphismus 141
APTT 117
APUDome 177
Arterielle Hypertonie
- schwere 15, 38, 45, 73, 96
Arteriitis temporalis,
Verlaufsbeurteilung 36
Arteriosklerose-
Disposition 143
Arthritis
- enteropathische 72
- reaktive 39, 72
- rheumatoide 21, 39, 78, 110, 120, 124
- rheumatoide juvenile 72
Arthropathie, spondylo-
epiphysiale 152
ASAT 62
Asbestose 110
Ashermann-Fritsch-
Syndrom 195, 205
Asialotransferrin 37
Aspartat-
Aminotransferase 62
Aspergillose 77, 161
Aspergillus 161
AST 62
Asthma bronchiale 75, 188, 189
AT 23
Ataxie
- episodische 143
- Friedreich- 143
- spinozerebelläre 143

Atheroskleroserisiko 97
AT-Mangel, hereditärer 23
Atopie 73, 77
Atransferrinämie, kongenitale 143
Atypische Lymphozyten 32, 165
Auer-Stäbchen 32
Autoantikörper 12. Siehe auch Antikörper
– ANA 21
– ENA 50
– Inselzell- 79
– Insulin- 80
– Kollagenosen 21
– Leber und Gallenwege 139
Autoimmunerkrankung 36, 42, 75, 76, 102
– Gallenwege 139
– Leber 139
Autoimmunhämolyse 41, 65
Autoimmunhepatitis 22, 99
– SMA 123
– Typen und Ak 123
Autoimmunopathie 29
Autoimmunsyndrom, polyglanduläres 104, 125, 128
Autoimmunthyreoiditis, atrophische 125, 128
Azidose 82
– metabolische 33, 34, 68, 83, 91
– renal-tubuläre 37, 83, 109
– respiratorische 33, 34
Azoospermie 143

B

Bartter-Syndrom 17, 83
Basalmembran-Antikörper 25
Base excess 33, 34
Basophile Tüpfelung 31
bDNA 157
Beinvenenthrombose 109
Belastung, physische 27, 30
Benigne monoklonale Gammopathie 76
Benzolintoxikation 49
BGA 33
Bikarbonat 34
Bikarbonatverlust 37
Bilharziose 181

Bilirubin
– Einfluss von Medikamenten 5
– Serum 26
– Urin 26
BKS 36
Blasenkarzinom 223
Blasenmole 69, 70, 224
Blasenpunktionsurin 9
Bleiintoxikation 19, 31, 32, 46, 113
Blut 6
Blutbild 33
Blutgasanalyse 33, 34
Blutgruppenserologie 23, 35
Blut im Urin 27
Blutkörperchensenkungsgeschwindigkeit 36
Blut-Liquor-Schranke 16, 47
Blutung 131
– akute 29, 30
– chronische 47
– intrakranielle 60
– starke 28
Blutungsanämie 29
Blutungszeit
– in vitro 35
– in vivo 35
Blutzucker 60
BNP 105
Branched DNA amplification 157
Bronchialkarzinom 13, 14, 115, 118
– kleinzelliges 83, 207, 218, 224
– nichtkleinzelliges 218
Brucellose 181
Brugada-Syndrom 143
BSG 36
Butyryl-(Pseudo-)-Cholinesterase-Mangel 143

C

C1-INH 86
C3-Komplementfaktor 86
CA 12-5 218, 220
CA 15-3 218, 220
CA 19-9 217, 221
CA 72-4 217, 218, 220, 221
Cabotringe 31
CADASIL 143
Calcitriol 136
cAMP, Clearance 206

Candida 162
Carnitin-Palmitoyltransferase-2-Mangel 144
CCP-Ak 39
CDT 5
CEA 217, 218, 223
Chagas-Krankheit 185
Charcot-Marie-Tooth-Syndrom 144
CHE 39
Chemotherapie 95
– hochdosierte 20
Chlamydien 69, 70, 224
Chlamydien-Urethritis 163
Chlamydien-Zervizitis 163
Chlorid 37
Cholangiokarzinom 18
Cholangitis 93
– primär sklerosierende 22, 140
Cholestase 18, 23, 38, 67, 93, 221
– intrahepatische familiäre 144
– Schwangerschaft 26
Cholesterin 38
– Einfluss von Medikamenten 5
Cholinesterase 39
Chondrokalzinose 144
Chorea Huntington 144
Choriongonadotropin, humanes 224
– Serum 69
– Urin 70
Chorionkarzinom 69, 70, 224
Churg-Strauss-Syndrom 22, 110
Chylothorax 110
CK 40
CK-MB 40, 101, 130
Clomifentest 190
CML 94
CMV 157, 186
Cobalamin 135
Colitis ulcerosa 22, 78, 95
Conn-Syndrom 83, 118
Coombs-Test
– direkter 41
– indirekter 41
Corticotropin-Releasing-Faktor-Test 190
Cowden-Syndrom 144
C-Peptid 41, 199

Sachregister

CPK 40
C-reaktives Protein 42, 114
CREST-Syndrom 122, 139
CRF-Test 190
CRH-Test 89, 190
Cri-du-Chat-Syndrom 144
Crigler-Najjar-Syndrom 26, 144
Crohn-Krankheit 22, 78, 95, 135
CRP 42
Crush-Niere 90, 102
Cryptococcus neoformans 163
Cushing-Syndrom 15, 17, 30, 45, 60, 73, 82, 83, 84, 88, 103, 188, 189, 190, 193, 200, 211
– DD 89
– zentrales 13
Cyfra 21-1 218, 223
Cystatin C 42
C-Zell-Hyperplasie 83, 207, 222
C-Zell-Karzinom 83, 207, 217

D

Dakryozyt 31
Darmerkrankung, chronischentzündliche 20, 22, 30, 135, 139, 201, 204, 213
DDAVP-Test 192
D-Dimer 43, 55
Defektdysproteinämie 49
Deferoxamin-Test 191
Dehydratation 47
Delpech-Lichtblau-Quotient 74
Dentatorubropallidoluysian Atrophy 144
De-Ritis-Quotient 62, 63
Dermatitis herpetiformis Duhring 51, 58, 59
Dermatomyositis 50, 81, 111, 120
Dermatose 30
Desferal-Test 191
Desmopressinacetat-Test 192
Desoxynukleotidyltransferase, terminale 94
Dexamethason-Hemmtest 89, 193
Dexamethason-Kurztest 193

Dexamethason-Langtest 193
Diabetes insipidus 14, 103, 106, 144, 192, 194, 212
Diabetes mellitus 38, 39, 60, 68, 80, 83, 96, 100, 104, 129, 138, 144, 196, 198
– dekompensierter 91
– pankreatikopriver 41
– Schwangerschaft 79
– Typ 1 41
– Typ 1, Erstmanifestation 61, 79, 131
– Typ 2 41, 60
Diabetes, renaler 61
Diabetische Nephropathie 17, 89
Diaphorase-Mangel 101
Diarrhö 75, 82, 100, 103, 106, 108, 134, 201
– chronische 134, 136, 139
Diät 10
Diathese, hämorrhagische 27, 35
Dibucainzahl, erniedrigte 39
Differenzialblutbild 29
DiGeorge-Syndrom 144
Dihydropyrimidin-Dehydrogenase-Defekt 144
Direktnachweis
– immunologischer 157
– molekularbiologischer 157
Disk-Elektrophorese 43
Disseminierte intravasale Gerinnung 23, 31, 43, 121
Diurese, osmotische 106, 212
Dobrava 166
Döhle-Einschlusskörper 32
Donath-Landsteiner-Hämolysine 44
Dopamin 45, 104
Drepanozyt 31
dsDNS-Antikörper 46
Dubin-Johnson-Syndrom 26
Dünndarmerkrankung, entzündliche 18
Durchfall 83
Durstversuch 14, 192
Dysautonomie, familiäre 133
Dysbetalipoproteinämie 141
Dysfibrinogenämie 131

Dysplasie
– progressive pseudorheumatische 151
– spondyloepiphysiale 152
Dystrophie, myotone 149, 150

E

EBV 165
ECC 90
Echinokokken 111, 164
Echinokokkose 164
EDTA, Röhrchenzusatz 7
EIA 157, 164, 178
Eisen 46, 191
Eisenmangel 29, 31, 32, 54, 127
Eisenmangelanämie 37, 67, 129
Eisenverlust 46
Eisenverwertungsstörung 29
Eiweiß
– Liquor 47
– Serum 47
– Urin 47
Eiweißelektrophorese 48, 49
Eiweißmangel 129
Eiweißverlust 39, 47
– intestinaler 88
– renaler 88
Elastase-1 50
ELISA 157, 158
Ellipozytose 31, 52
ENA-Antikörper 50
Endocarditis lenta 30
Endokarditis 85, 99
Endokrinopathie, autoimmune 81, 108
Endometriumproliferation 195
Endomysium-Antikörper 51
Entamoeba
– dispar 160
– histolytica 160
Enteropathie, exsudative 39, 40, 47, 49, 129
Enterovirus 164
Entzündung 24, 28, 36, 39, 40, 42, 54, 70, 80, 92, 127, 129
– akute 48, 49
– chronische 46, 49, 77
Entzündungsparameter, IL-6 80

Entzündungsreaktion 28
Enzephalitis 60, 98
Enzephalopathie, porto-
 systemische 20
Enzymimmunoassay 157
Eosinophile 30
Epidermolysis bullosa 144
Epstein-Barr-Virus 165
Erbrechen 37, 82, 103, 108, 196
Ernährung, parenterale 91, 100, 139
Erregernachweis
– direkter 156
– indirekter 157
Erythroleukämie 94
Erythropoese, ineffektive 26, 46, 54, 92
Erythropoetin 51, 119
Erythrozyt 28, 52, 55
– dysmorpher 52, 132
– Morphologie 54
– Morphologie i.U. 32
– osmotische Resistenz 57
Erythrozytenindizes 29
Erythrozytenresistenz 52
Erythrozytenzylinder 52, 132
Erythrozyturie 52
Escape-Mutante 168
Esterase, unspezifische 94
Exsikkose 16, 28, 68, 194
Exsudat, Pleurapunktat 110

F
Faktor-II-Prothrombin-
 Mutation G20210A 142
Faktor IX 53
Faktor VIII 53
– assoziiertes Ag 138
Faktor-VIII R, Ag 138
Faktor-V-Leiden 142
– APC-Resistenz 24
Familiäre Dysautono-
 mie 133
Fanconi-Syndrom 29, 83, 103, 127
Ferritin 54
Fettleber 39, 58, 64
Fettstoffwechselstörung 85
Fibrindimer 43
Fibrinogen 55
Fibrinogenmangelzu-
 stand 55
Fibrinolysetherapie 126

Fieber 103, 106
– hämorrhagisches 166
– periodisches
 familiäres 150
Fischbandwurm 135
Follikelstimulierendes
 Hormon 56
Folsäure 55
Folsäuremangel 29, 55, 127
Fragiles-X-Syndrom 144
Fragmentozyt 31
Fraktur 18
Frederickson-
 Klassifizierung 96, 97
Friedreich-Ataxie 142
Fruktoseintoleranz,
 hereditäre 144
FSH 56, 95, 202
fT3 56, 211
fT4 57
Funikuläre Myelose 135

G
GADA 61
Galaktosämie 145
Gallenwege
– Autoantikörper 139
– Autoimmuner-
 krankungen 139
Gallenwegserkrankung 92
Gallengangskarzinom 217, 221
Gammopathie 36
– monoklonale 31, 76, 77, 82, 108
Ganglioneurom 15, 45, 73, 104
Gastrin 57, 210
Gastrinom 57, 210, 217
Gastritis
– atrophische 57
– chronisch-atrophi-
 sche 209, 210
– Typ A 57, 81, 104, 108, 135
Gastroenterologische
 Tumoren 217
Gastrointestinaler
 Tumor 222
Geldrollenbildung 31
Gerinnungsfaktoren,
 Hemmkörper 117
Gerinnungsfaktor IX 53
Gerinnungsfaktor VIII 53
– assoziiertes Ag 138

Gesamtbilirubin 26
Gesamtcholesterin 38, 96
Gesamteiweiß
– Liquor 47
– Serum 47
– Urin 48
Gesamtkalzium 84
Gesamtporphyrin 113
Gesamttestosteron 125
Gestagentest 195
Gestationsdiabetes 79, 197
Gewebetransglutaminase-
 Antikörper 38
Gicht 39
Gilbert-Meulengracht-
 Syndrom 145
GLDH 38
Gliadin-Antikörper 59
Glomerulonephritis 27, 78, 83, 86, 102, 183
– membranopro-
 liferative 87
Glukagonmangel 60
Glukagon-Test 196
Glukokortikoidtherapie 60, 68, 103
Glukose
– Liquor 60
– nüchtern 60
– Serum 60
– Urin 61
Glukose-6-Phosphat-
 Dehydrogenase-
 Mangel 65, 145
Glukosetoleranz, patho-
 logische 198
Glukosetoleranz-Test,
 oraler 197
Glukosurie 197
– renale 145
– Schwangerschaft 61
Glutamatdecarboxylase-
 Antikörper 61
Glutamatdehydrogenase 58
Glutamat-Oxalacetat-Transa-
 minase 62
Glutamat-Pyruvat-
 Transaminase 63
Glykogen 55
Gonadenfunktion 95
Goodpasture-Syndrom 25
GOT 62
GPT 63
Granulomatose
– chronische 145
– Wegener- 22

Sachregister

Granulozyt, Morphologie 32
Gumprecht-Kernschatten 32
G-Zell-Hyperplasie 57

H

H2-Atemtest 201, 213
H2-Blocker 57
Haarzellleukämie 94
Haemophilus influenzae 165
Hämagglutinationshemmtest 158
Hämangioblastom 51
Hämatokrit 28
Hämaturie 27, 150
Hämochromatose 46, 54, 91, 129, 142, 145, 191, 222
Hämodialyse 55, 130
– chronische 21
Hämoglobin 28
– A1c 71
– freies, im Plasma 65
– Nachweis im Urin 65
– pathologisches 66
Hämoglobin-Elektrophorese 66
Hämoglobinopathie 31, 145
Hämoglobinurie 27
– paroxysmale nächtliche 65
Hämoglobinzylinder 132
Hämolyse 28, 29, 32, 46, 52, 64, 66, 69, 82, 92, 99, 108, 121, 224
– chronische 55
– extravasale 65, 67
– intravasale 65, 67
Hämolysin
– bithermisches 44
– Donath-Landsteiner- 44
Hämolytisch-urämisches Syndrom 29, 65, 92, 127
Hämopexin 66
Hämophilie A 53, 117
Hämophilie B 53
Hämorrhagische Diathese 27, 35
Hämorrhagisches Fieber mit renalem Syndrom 166
Hämosiderose 54, 129, 191
Hanta-Virus 166
Haptoglobin 67
Haptoglobinmangel 49
Harnsäure 67
– Einfluss von Medikamenten 5

Harnstoff 68
Harnwegsinfektion 27
Hashimoto-Thyreoiditis 57, 125, 128, 222
– hochdosierte Thyroxinmedikation 57
Hautdesinfektion, Risikogruppen 5
HAV 166
HbA1c 68
HbA2 66
HbC 66
HbD 66
HBDH 69
HBeAg 167, 168
HbF 66
HbG 66
HbO 66
HbS 66
HBsAg 167, 168
HbsAg-Persistenz 217
HCG 218, 219, 224
hCT 222
HDL-Cholesterin 38, 96
HDR-Syndrom 145
HDV 169
Heparintherapie 23, 117, 126
Hepatitis 58, 62, 78, 87, 92.
Siehe auch Autoimmunhepatitis
– A 100
– akute 62, 63, 64
– cholestatische 64
– chronisch-aktive 19, 63, 64, 76, 217
– chronische 21, 221
Hepatitis-A-Virus 166
Hepatitis-B-Serologie, Verlauf 167, 168
Hepatitis-B-Virus 167
Hepatitis-C-Virus 169
Hepatitis-D-Virus 169
Hepatitis-E-Virus 170
Hepatitis-G-Virus 170
Hepatopathie 37
Hepatorenales Syndrom 103
Hepatozelluläres Karzinom 18, 54, 58, 63, 64, 217
Herpes gestationis 25
Herzerkrankung, entzündliche 40
Herzinsuffizienz 103, 106, 110, 133

– postoperative schwere 68
Herzmuskulatur-Antikörper 70
HEV 170
HFE C282Y 142
HFE-Gen 191
HGV 170
Hiob-Syndrom 182
Hippel-Lindau-Syndrom.
Siehe Von-Hippel-Lindau-Syndrom
Hirnabszess 60
Hirnerkrankung 14
Hirninfarkt 62, 91, 109
Hirntumor 98
Histon-Antikörper 72
HIV-1 171
HIV-2 171
HIV-Infektion 12, 49, 76, 102, 186, 201
HLA-B27 72
Hodentumor 216, 219
Hodgkin-Lymphom 30, 102
Homovanillinsäure 73
Homozystein 72
Homozystinurie 143
Howell-Jolly-Körperchen 31
Humanes Immundefizienzvirus 1 171
Humanes Immundefizienzvirus 2 171
Humangenetik 141
Hunger 83, 129
Hungerversuch 41, 196, 199
Hypalbuminämie, hereditäre 16
Hyperaldosteronismus 17, 37, 82, 83, 100, 103, 145, 208
– primärer 103, 118, 208
– sekundärer 118
Hyperammonämie, hereditäre 20
Hypercholesterinämie 38
– familiäre 145
Hypercholesterinämie-Disposition 145
Hyperferritin-Katarakt-Syndrom 145
Hyperfibrinolyse 117
Hypergastrinämie 83
Hyperglykämie 68
Hyperhomozysteinämie 72, 142
Hyperhydratation 47

Hyper-IgD-Syndrom 145
Hyper-IgE-Syndrom 177, 182
Hyper-IgM-Syndrom 145
Hyperinsulinämie 146
Hyperkaliämische periodische Paralyse 146
Hyperkalzämie 84
– hypokalzurische familiäre 146
Hyperkalzämiesyndrom 83
Hyperkortisolismus 37, 200
Hyperlipidämie 38, 49
– Frederickson-Klassifizierung 97
Hyperlipoproteinämie 141
Hypernatriämie 106, 208
Hyperoxalurie Typ I 146
Hyperparathyreoidismus 18, 84, 100, 107, 108, 136, 146, 206
– primärer 84, 107, 108, 206
– sekundärer 107, 108
Hyperprolaktinämie, funktionelle 203
Hypersplenismus 29, 30, 68
Hypertension, familiäre 146
Hyperthermie
– maligne 102, 146
Hyperthyreoidismus, familiärer 146
Hyperthyreose 12, 38, 47, 56, 57, 60, 84, 100, 125, 131, 146, 211
– familiäre 146
Hypertonie, arterielle 105, 133
– renovaskuläre 118
– schwere 15, 38, 45, 73, 96
Hypertriglyzeridämie 49
Hyperurikämie, familiäre 67
Hypervolämie 106
Hypoaldosteronismus 82, 103, 208
Hypoalphalipoproteinämie 146
– familiäre 38
Hypochondroplasie 146
Hypogammaglobulinämie 49
Hypogonadismus 56, 95, 125, 190
– primärer 95
– sekundärer 95

Hypokaliämische periodische Paralyse 146
Hyponatriämie 106
Hypoparathyreoidismus 84, 107, 108, 145, 146
– hypokalzämischer 146
Hypophysenadenom 115
Hypophyseninsuffizienz 95, 115, 188, 190
Hypopituitarismus 13, 17, 88
Hypoproteinämie 49, 84, 110
Hypothyreose 38, 40, 56, 85, 109, 110, 115, 129, 131, 211
Hypoxie 29, 80, 91, 119

I

IA2-Antikörper 79
IAA 80
IAK 79
ICA 79
Icterus neonatorum 26
– prolongatus 24
IgA 77
IgA-Dermatose, lineare 25
IgA-Pemphigoid 25
IgD 77
IgE 77
IgG 77
– Liquor 74
IgG-Index 74
IgG-Subklassen-Mangel 75
IgG-Subklassen, Serum 75
IgM 77, 78
Ikterus 93, 132
– DD 22
– hämolytischer 27
– intrahepatischer 27
– posthepatischer 26
IL-6 80
Ileus, mechanischer 47
Immobilisation 84
Immundefekt, zellulärer 77
Immunelektrophorese 76
Immunfixation 77
Immunfluoreszenz, direkte 157
Immunfluoreszenztest 157
Immunglobulin. *Siehe auch* Ig
Immunglobuline, Serum, quantitativ 77

Immunkomplex 78
– Komplement 86
Immunoblot 158, 171
Immunopathie 28
Immunosorbent Antigen Assay 158
Immunsuppression 77, 78, 177
Immunthrombozytopenie 29, 126
Impaired fasting glucose (IFG) 60
Infekt
– chronischer 134
– schwerer 120
Infektion 15, 16, 17, 28, 32, 36, 39, 65, 75, 87, 127, 156
– akute 30, 78, 80
– bakterielle 42, 92, 98, 114
– bakterielle, gehäufte 75
– chronische 75, 77
– Pilz- 114
– respiratorische, gehäufte 75
– schwere 32
– virale 28, 98, 114
Infektiöse Mononukleose 30, 62, 63, 67, 82
Influenza 30
Influenzavirus A, B 172
INR, Vergleich Quick-Wert 117
Inselzell-Autoantikörper 79
Inselzellkarzinom 224
In-situ-Hybridisierung 157
Insulin 199, 217
Insulin-Antikörper 79
Insulin-Autoantikörper 80
Insulin-BZ-Quotient 199
Insulinom 60, 196, 199, 217
Interleukin 6 80
Intrinsic-Faktor-Antikörper 81
Intrinsic-Faktor-Mangel 135, 209
Irinotecan-Toxizität 144
Isoenzyme 40, 92

J

Jo-1-Antikörper 81
Job-Syndrom 182
Juvenile Polyarthritis 124

Sachregister 235

K

Kalium
- Serum 82
- Urin 83

Kallmann-Syndrom 146
Kälteagglutinin 65, 82
Kälteinduziertes autoinflammatorisches Syndrom 146
Kalzitonin 83, 207, 222
Kalzium
- Einfluss von Medikamenten 5
- Serum 84
- Urin 84

Kardioenzephalomyopathie, fatale infantile 147
Kardiolipin-Antikörper 85
Kardiomyopathie 19, 70
- hypertrophe, familiäre 147

Karzinoembryonales Antigen 223
Karzinoid 15, 45, 73, 104, 122, 217
- kleinzelliges neuroendokrines 224

Karzinoidsyndrom 71, 133
Karzinom 136
- anales 217, 226
- Blase 223
- Cervix uteri 218, 223, 226
- Gallenwege 217, 221
- Hals-Nasen-Rachen-Raum 226
- hepatozelluläres 18, 54, 58, 63, 64, 216, 217
- hypernephroides 51, 115
- Kolon 147, 217, 221, 223
- Leber 220, 222
- Lunge 218, 223, 224
- Magen 217, 221, 223
- Mamma 91, 110, 217, 218, 220, 223
- metastasierendes 30
- Ösophagus 217, 226
- Ovarien 218, 220, 223
- Pankreas 217, 221, 223
- Prostata 121, 219, 225
- Rektum 217, 221, 223
- Schilddrüse 83, 114, 125, 131, 151, 207, 222

Kastration 95, 125
Katabolie 68
Katheterurin 9

Kawasaki-Syndrom 77
KBR 157
Keimzelltumor 54, 69, 70, 92, 218, 224
Ketoazidose 30, 58, 103
Keuchhusten 30, 32, 100
Kleinzelliges Bronchialkarzinom 83, 218, 225
Klinefelter-Syndrom 56, 147
Knochenfiliae 84, 107
Knochenmarkdepression 29
Knochenmarkschädigung 29
Knochentumor 109
Knorpel-Haar-Hypoplasie McKusick 147
Kohlendioxidpartialdruck 33
Kollagenose 21, 70, 76, 120, 138, 140
- Autoantikörper 21

Kolonkarzinom 147, 217, 221, 223
- hereditäres, nichtpolypöses 147

Koma, diabetisches 82, 106
Kompartmentsyndrom 102
Komplement
- C1-Esterase-Inhibitor 86
- C3-Komplementfaktor 86
- CH50 87
- Mangel 87
- Verbrauch 87

Komplementaktivität, gesamthämolytische 87
Komplementbindungsreaktion 157
Kompressionssyndrom 98
Kongenitale alveoläre Proteinose 147
Kontrazeptiva 5, 38, 39, 40, 64, 85, 88, 91, 118, 138, 197
Koproporhyrinurie, sekundäre 113
Koproporphyrie, hereditäre 113, 147
Koproporphyrin 113
Korpuskarzinom 218
Kortikoidexzess 30
Kortisol 88, 89
- Tagesprofil 88, 200

Krampfanfall 40, 115, 211
Kraniosynostose 147
Kreatinin
- Einfluss von Medikamenten 5

- Serum 89
- Urin 90

Kreatinin-Clearance
- endogene 90

Kreatinkinase 40
- Makro- 101

Kreatinphosphokinase 40
Kryoglobulinämie 82, 86, 120
Kryptokokkose, disseminierte 163
Kulturversuch 156
Kupfer 91
Kwashiorkor 91

L

La-Antikörper 124, 140
Labordiagnostik
- Materialien 6
- rationelle 2

Laktasemangel 201
Laktat 91
Laktat-Dehydrogenase 92
- Mangel 147

Laktation 55
Laktose-Belastungstest 201
Laktoseintoleranz 147
- primäre vs. sekundäre 201

Laktosemalabsorption 201
LAP 93
Laron-Zwergwuchs 147
Larva migrans visceralis 184
Lasix-Test 208
Latex-Agglutination 157
LBP 92
LCR 157
LDH 92, 110, 218, 219
LDH-1-Isoenzym 69
LDL-Cholesterin 38, 96
LDL-HDL-Quotient 38, 96
Leber
- Autoantikörper 139
- Autoimmunerkrankungen 139

Leberausfallskoma 59
Lebererkrankung 14, 54, 84, 129, 134, 138
- chronische 49, 222
- schwere 68, 77, 117

Leberfunktionsstörung 95, 116
Lebermetastasierung 63
- diffuse 58, 64

Lebernekrose 58

Leberparenchymschaden 26, 39, 92, 132
Leberschädigung 46, 64
– schwere 62, 63
– toxische 64, 77, 92
Leber'sche hereditäre Optikusneuropathie 147
Leberstauung 62, 63
– kardiale 92
Lebersynthesestörung 23, 53, 55, 66
Leberzellkarzinom 220
– primäres 222
Leberzerfallskoma 20
Leberzirrhose 16, 18, 24, 32, 47, 48, 53, 58, 62, 76, 77, 84, 88, 90, 101, 106, 110, 119, 125, 137, 190, 211, 217, 220, 222
– alkoholtoxische 63, 64
– kindliche 24
– primär biliäre 19, 21, 22, 64, 76, 78, 93, 123, 140, 221
Leishmaniose 174
Leucin-Aminopeptidase 93
Leukämie 30, 32, 36, 55, 66, 67, 76, 91, 100, 127, 134, 147
– akute 94
– akute lymphatische 100
– akute myeloische 32, 94
– chronisch-lymphatische 32, 77, 78, 100
– chronisch-myeloische 94
– lymphatische 94
– myeloische 30, 32
– myelomonozytäre 94
– promyelozytäre 94
Leukozyt 28
Leukozytendifferenzierung, zytochemische 93, 94
Leukozytenphosphatase, alkalische 94
Leukozytenzylinder 132
Leydig-Zellen 125
LH 95
LHRH-Test 56, 95, 202
Li-Fraumeni-Syndrom 148
Ligase chain reaction 157
Lipase 95
Lipidstatus 96
Lipopolysaccharidbindendes Protein 92

Lipopolysaccharide-Enzymelinked Immunosorbent Assay 158
Lipoprotein (a) 96, 97
Lipoprotein-Lipase-Mangel 148
Liquoranalyse 98
Lithiumheparin, Röhrchenzusatz 7
Liver-kidney microsomal antibodies 97
LKM1 139
LKM-Antikörper 97
Long-QT-Syndrom 148
Low-T3-Syndrom 56
LP 139
Lp (a) 96
LPS-bindendes Protein 92
LPS-ELISA 158
L-Thyroxin 57
Lues 19, 44, 78, 100, 175, 176
Lungenembolie 62, 92, 110
Lungenemphysem 24, 223
Lungenerkrankung 14
– chronische 12, 51
– kindliche 24
Lungeninfarkt 92, 110
Lupusantikoagulans 99
Lupus erythematodes 109, 120
– diskoider 21
– medikamentöser 72, 124, 141
– systemischer 19, 21, 30, 39, 46, 50, 72, 78, 86, 100, 105, 124, 141
Luteinisierendes Hormon 95
Luteinisierendes-Hormon-Releasing-Hormon 202
Lyell-Syndrom 101
Lymphom 30, 55, 82, 110, 136, 147
– malignes 30, 32, 54, 100, 102, 126. Siehe auch Hodgkin-Lymphom
Lymphozyt 30, 32, 100
– B-Lymphozyten 100
– Morphologie 32
– T-Lymphozyten 100
Lymphozyten, atypische 32

M

Magenkarzinom 217, 221, 223
Magenresektion 37
Magnesium 100
MAK 128
Makroamylasämie 20
Makro-CK 101
Makroglobulinämie 106
Makro-Kreatinkinase 101
Makuladegeneration 147
Malabsorption 16, 39, 46, 47, 91, 107, 108, 134, 136, 204, 213
Malaria 30, 65, 78, 87, 148, 179
– Disposition 148
Malassimilation 66
Malassimilationssyndrom 38, 55, 85
Maldigestion 47, 137
Malignom 14, 29, 30, 39, 46, 49, 54, 76, 86, 91, 92, 100, 110
Malnutrition 38, 39, 46, 47, 55, 66, 85, 134, 136, 137, 210
Mammakarzinom 91, 110, 217, 218, 220
Mangelanämie 119
Mangelernährung 134
Marasmus 129
Marfan-Syndrom 148
Marschhämoglobinurie 65
Masern 30, 44
Mastopathie 225
Mayer-Rokitansky-Syndrom 205
McCune-Albright-Syndrom 148
MCH 28, 29
MCHC 28, 29
McLeod-Syndrom 148
MCV 28, 29
Mediastinaltumor 218
Medikamente, Einfluss auf Laborwerte 5
Medium-Chain-Acyl-CoA-Defizienz 148
Medulloblastom 51
Megaloblastäre Anämie 148
Megalozyt 31
Mehrlingsschwangerschaft 54
Melanom, malignes 66, 148

Sachregister

MELAS-Syndrom 148
MEN 148
MEN IIa/b 207
Meningeosis 62
Meningitis 60
– bakterielle 60, 91, 98, 165, 176, 180
– tuberkulöse 60
– virale 98
Meningokokken 156, 176
Menkes-Syndrom 91, 148
Menopause 95, 115
MERRF-Syndrom 148
Mesenterialinfarkt 91
Metanephrin 15, 45, 73, 104, 133
Met-Hämoglobin 101
Methämoglobinämie
– hereditäre 101
– toxische 101
Methylentetrahydrofolat-Reduktase-Defekt 148
Metoclopramid-Test 115, 203
Metopiron-Test 203
Meulengracht-Syndrom 26
Mikroskopie 156
Mikrosomale Antikörper 128
Miliartuberkulose 100, 177
Miller-Dieker-Syndrom 148
Minirin®-Test 192
Mittelmeerfieber, familiäres 148
Mittelstrahlurin 8
Mixed connective tissue disease 21, 120, 141
MODY (maturity-onset diabetes of the young) 148, 149
Molekularbiologische Marker 141
Mononukleose, infektiöse 30, 32, 44, 62, 63, 67, 82, 92, 100, 165
Monozyt 30, 31
Morbus Addison 383, 104
Morbus Alexander 149
Morbus Basedow 125, 128
Morbus Bechterew 49, 72, 78, 91
Morbus Bruton 142, 149
Morbus Byler 149
Morbus Ceelen 25
Morbus Conn 208

Morbus Crohn 22, 78, 95, 135, 204, 209, 213
Morbus Cushing 13, 190, 193
Morbus Fabry 149
Morbus Gaucher 121, 149
Morbus haemolyticus neonatorum 41
Morbus Hodgkin 77, 91, 100, 126
Morbus Huntington 149
Morbus Klinefelter 95
Morbus Meulengracht 149
Morbus Paget 18, 84, 107, 121
Morbus Pompe 149
Morbus Sandhoff 149
Morbus Tay-Sachs 149
Morbus Waldenström 49, 76, 100
Morbus Wilson 40, 49, 91, 149
Morgenurin 8
Moschcowitz-Syndrom 31, 65
MSU 8
MTHFR C677T 142
Muckle-Wells-Syndrom 149
Mukoviszidose 75, 77, 78, 149
Multiple endokrine Neoplasie 148, 207
Multiples Myelom 102
Mumps 44
Muskelatrophie
– neurogene 62
– spinale 152
– spinobulbäre (Typ Kennedy) 149
Muskeldystrophie 40, 62, 68, 89
– Duchenne-Becker 149
Muskelnekrosen 40
Muskelstarre-Syndrom 61
Muskeltrauma 62
Muskelzerfall 89
Myasthenie
– generalisierte 12
– okuläre 12
Mycoplasma pneumoniae 178
Myelodysplastisches Syndrom 29
Myelofibrose 94
Myeloische Leukämie 30, 32

Myelom, multiples 102
Myelopoese 31
Myeloproliferative Erkrankung 28, 30, 94
Myelose, funikuläre 135
Mykobakterien 156, 174, 177
Mykoplasmen 178
Mykoplasmeninfektion 82
Mykoplasmenpneumonie 44, 178
Myoglobin 102
Myoglobinämie 66
Myoglobinurie, paroxysmale 90
Myokardinfarkt 15, 30, 40, 42, 45, 49, 62, 69, 73, 92, 102, 130, 211
– Ausschluss 130
– Disposition 149
Myokarditis 70, 92, 130
Myopathie 96, 92
– proximale myotone 151
Myositis 40
Myotone Dystrophie 149, 150
Myotonie, kongenitale Becker 150
Myotonie, kongenitale Thomsen 150

N

NASBA 157
Natrium
– Serum 103
– Urin 103
Natriumfluorid, Röhrchenzusatz 7
Natriumzitrat, Röhrchenzusatz 7
N-Benzoyl-Tyrosyl-Paraaminobenzoesäure-Test 204
NBT-PABA-Test 204
Nebennieren-Antikörper 104
Nebennierenrinde 125
– Autonomie 13
– Insuffizienz 13
– Tumor 13
Nebennierenrinden-Insuffizienz 17, 30, 60, 82, 88, 104, 188, 189, 203
– sekundäre 203
Nephritis, interstitielle 83, 132

Nephrolithiasis 84
Nephropathie 139, 226
– diabetische 17, 89
Nephrosklerose 83
Nephrotisches Syndrom 14, 23, 36, 38, 39, 40, 47, 48, 49, 55, 67, 75, 77, 84, 85, 91, 97, 103, 110, 136, 137
Neuralrohrdefekt 54, 142, 150
Neuroblastom 15, 45, 73, 104, 224
Neuron-Antikörper 141
Neuronenspezifische Enolase 224
Neuropathie 1A 150
Neuropathie 2A 150
Neuropathie 2B 150
Neutralisationstest 157, 164
Neutrophile 30
– segmentkerniger 30
– stabkerniger 30
Nichtkleinzelliges Bronchialkarzinom 218, 223
Nierenfunktion, eingeschränkte 42
Niereninsuffizienz 67, 68, 72, 82, 84, 90, 96, 100, 105, 106, 108, 109, 134, 136, 222
– chronische 51, 89
– dialysepflichtige 69
– terminale 83
Nierenschädigung, tubuläre 61
Nierentumor 27
Nierenversagen 103
– akutes 83, 89, 102
– polyurische Phase 83
Night-suppression test 193
Nikotinabusus 88, 133
Non-Hodgkin-Lymphom 76, 102, 126
Noonan-Syndrom 150
Noradrenalin 104
Normetanephrin 15, 45, 73, 104
nRNP-Antikörper 105
NSE 217, 218, 219, 224
NT-ProBNT/BNP 105
Nüchternglukose 60
– abnorme 60
– pathologische 197
Nucleic acid-specific base amplification 157

O

oGTT 197, 198
Olfaktogenitales Syndrom 146
Oligurie 100
Oraler Glukosetoleranz-Test. *Siehe* Glukosetoleranz-Test, oraler
Orthomyxoviren 172
Osmolalität, Serum 106
Osmotische Resistenz, Erythrozyt 52
Ösophaguskarzinom 217, 226
Osteoblastenaktivität 107
Osteocalcin 107
Osteodystrophia deformans 18
Osteodystrophie, Albright'sche hereditäre 143
Osteogenesis imperfecta 121
Osteomalazie 18, 107
Osteomyelitis 18
Osteomyelofibrose 31
Osteoporoserisiko 150
Östrogen-Gestagen-Test 205
Östrogenresistenz 130
Östrogentherapie 95, 129
Ovalozyt 31
Ovarialinsuffizienz
– hypothalamisch-hypophysäre 202
– primäre 56, 95
– sekundäre 56, 95
Ovarialkarzinom 218, 220, 223
Ovarialtumor 220, 222
Ovar, polyzystisches 125
Ovulationshemmer 23

P

PABA 204
Panarteriitis nodosa 22, 49, 77
pANCA 22, 140
Pandy-Reaktion 98
Pankreaserkrankung 110
Pankreasinsuffizienz
– endokrine 60
– exokrine 50, 204
Pankreaskarzinom 217, 220, 221, 222, 223
Pankreas-Leber-Antigen 140

Pankreatitis 20, 64, 100, 103, 114
– akute 42, 62, 63, 95
– akute, nekrotisierende 84
– hereditäre 150
Panmyelopathie 29
Paraaminobenzoesäure 204
Paralyse
– hyperkaliämische periodische 146
– hypokaliämische periodische 146
Paramyotonia congenita 150
Paraneoplasie 101
Paraproteinämie 47, 48, 49
Parasiten 110
Parasitose 75, 77
Parathormon 107
Parathormon-Test 206
Parietalzell-Antikörper 108
Parodontitisdisposition 150
Parotitis 29
Paroxysmale nächtliche Hämaturie 150
Paroxysmale nächtliche Hämoglobinurie 65
Parrot-Syndrom 142
PAS-Reaktion 94
PCNA 140
pCO_2 32, 34
PCR 157
Pelger-Huet-Anomalie 32
Pemphigoid 77
– bullöses 25
Pentagastrin-Test 207, 222
Perikarderguss 19
Perimyokarditis 70
Peritonitis 49
Perniziosa 26, 209, 210
Peroxidase 94
– thyreoidale (TPO), Ak 128
Peutz-Jeghers-Syndrom 150
pH 33, 34
Phäochromozytom 15, 45, 73, 104, 133, 196, 224
Phenylketonurie 150
Philadelphia-Chromosom 150
Phlebothrombose 109
Phosphat
– Clearance 206
– Serum 108
– Urin 109
Phosphatase
– alkalische (AP) 18, 108

Sachregister

- alkalische (AP), Einfluss von Medikamenten 5
- saure 94, 121
- Phospholipid-Antikörper 109
- PLAP 218
- Plasma, Röhrchenzusatz 7
- Plasmodium
  - falciparum 179
  - malariae 179
  - ovale 179
  - vivax 179
- Plasmozytom 12, 49, 54, 76, 100
- Plastikkügelchen, Röhrchenzusatz 7
- Plattenepithelkarzinom 226
- Pleurapunktat 110
  - Exsudat 110
  - Transsudat 110
- Pleuritis
  - exsudativa 110
  - sympathische 110
- PM-Scl-Antikörper 111
- Pneumokokken 180
- PNH 94
- pO2 33
- Poikilozytose 31
- Polyangiitis, mikroskopische 22
- Polyarthritis
  - chronische 72
  - juvenile 124
- Polychromasie 32
- Polycythaemia vera 28, 36, 51, 67, 94, 150
- Polydipsie 192, 194
  - primäre 106
- Polyglobulie 28, 36, 51
- Polymerasekettenreaktion 157
- Polymyalgia rheumatica, Verlaufsbeurteilung 36
- Polymyositis 21, 50, 81, 111, 120
- Polyneuritis 133
- Polyposis coli
  - adenomatöse 142
  - familiäre adenomatöse 150
  - juvenile 150
- Polyradikulitis 98
- Polyurie 103
  - massive 192

- Polyzystische Nierenerkrankung 150
- Polyzythämie 127, 139
- Porphobilinogen 112
- Porphyria
  - cutanea tarda 151, 191
  - variegata 19, 113, 151
- Porphyrie 46, 103, 133
  - akute intermittierende 14, 19, 113, 151
  - chronisch-hepatische 66, 113, 151
  - Doss-Porphyrie 151
  - kongenitale erythropoetische 113, 151
- Porphyrin, Urin 111, 112
- Postaggressionsstoffwechsel 68
- Postkardiotomie-Syndrom 70
- Postmyokardinfarktsyndrom 70
- Poststreptokokken-Glomerulonephritis 87
- Präanalytik 2
  - Einflussfaktoren 4
  - Fehlerquellen 3
- Prader-Willi-Syndrom 151
- Primär biliäre Zirrhose 21, 22, 64, 93, 123, 140
- Primäres Leberzellkarzinom 222
- Primär sklerosierende Cholangitis 22, 140
- Pro-Gastrin-Releasing-Peptid 225
- Progerie 151
- Progressive systemische Sklerose 122, 139
- ProGRP 218, 225
- Proinsulin 9
- Prokalzitonin 114
- Prolaktin 115
- Prolaktinom 115, 203
- Prostataadenom 225
- Prostatahyperplasie, benigne 225
- Prostatahypertrophie 121
- Prostatainfarkt 121
- Prostatakarzinom 121, 219, 225
- Prostataspezifisches Antigen 225
- Protein C 116
  - aktiviertes (APC) 24

- Protein, C-reaktives 42
- Proteinose
  - alveoläre kongenitale 143, 147
  - pulmonale alveoläre 151
- Protein S 116
- Proteinurie 43
- Proteinverlust 16, 40, 54
- Protonenpumpenhemmer 57, 210
- Protoporphyrie
  - erythrohepatische 113
  - erythropoetische 151
- Proximale myotone Myopathie (PROMM) 151
- PSA 121, 216, 219, 225
- Pseudocholinesterase 39
- Pseudocholinesterasemangel 151
- Pseudohyperalbuminämie 16
- Pseudohyponatriämie 106
- Pseudohypoparathyreoidismus 107, 151, 206
- Pseudo-Pelger-Zellen 32
- Pseudothrombozytopenie 28, 127
- Pseudoxanthoma elasticum 151
- Psoriasis 55
- Psoriasisarthritis 72
- PTCA, Akut- 130
- PTH 107
- PTT 117
- Punktionsurin 9
- Purpura, thrombotisch-thrombozytopenische 29, 31, 65, 153
- Puumala 166
- Pyelonephritis 83
- Pyridoxin 135
- Pyruvatkinasedefizienz 151

Q
Quick-Wert 117

R
- Rachitis 18, 136
- Radiatio 67, 127
- Radioimmunoassay 157
- Reiber-Schema 47, 74
- Rektumkarzinom 217, 221, 223

Sachregister

Renal-tubuläre Azidose 37, 83, 109
Reninaktivität 118
Renin-Aldosteron-Orthostase-Test 208
Retikulozyt 28, 29, 119
Retikulozytenkrise 119
Retinol 134
Retinopathia pigmentosa 151
Rheumafaktor 22, 39, 120, 141
Rheumatoide Arthritis 21, 72, 78, 120, 124
– juvenile 72
RIA 157
Ro-Antikörper 124
Röhrchenzusatz, Blutbestandteile 7
Röteln 30, 100
Rötelnvirus 180
Rotor-Syndrom 26

S

Salzverlustniere 83, 103
Sarkoidose 12, 47, 84, 107, 136
Sauerstoffpartialdruck 33
Sauerstoffsättigung 33
Säure-Basen-Status 33
Saure Phosphatase 94, 121
SCC 217, 218, 226
Schilddrüsenhormon
– fT3 56
– fT4 57
Schilddrüsenkarzinom 125, 131, 226
– medulläres 83, 114, 207, 216, 222
– medulläres, familiäres 151
Schilddrüsensuppression 57
Schilling-Test
– markiertes Vit. B12 209
– unmarkiertes Vit. B12 209
Schistosoma 181
– japonicum 181
Schistosomiasis 181
Schlafkrankheit 185
Schock 91, 133
Schrankenstörung 60, 74
Schwangerenvorsorge 23
– Röteln 180
Schwangerschaft 16, 17, 20, 30, 36, 40, 54, 69, 70, 79, 85, 93, 115, 116, 135, 220, 224
– ektope 69, 70
Schwangerschaftscholestase 26
Schwangerschaftsglukosurie 61
Schwartz-Bartter-Syndrom 118
Schweinefinnenbandwurm 184
Schwerkettenkrankheit 49
SDS-PAG-Elektrophorese 43
Sekretin-Provokationstest 210
Seminom 219
Sepsis 49, 55, 80, 87, 91, 108, 114, 127, 133
Septikämie 49
Seronarbe 160, 174, 175, 176
Serotonin 217
– Serum 122
– Urin 123
Serum
– Osmolalität 106
– Röhrchenzusatz 7
Serum-Eiweißelektrophorese 48
Sharp-Syndrom 21, 50, 105, 111, 124, 141
SIADH 14, 103
Sichelzellanämie 29, 31, 36, 66
Sideroblastische Anämie 29, 46, 119, 151
SIRS 92
Sjögren-Syndrom 21, 39, 50, 120, 122, 124, 141
Skelettmuskelerkrankung 92, 102
Sklerodermie 21, 39, 50, 111, 120, 122, 124, 138, 139, 140
Sklerose, progressive systemische 122, 139, 143
Skorbut 136
SLA 123
SLA-Antikörper 123, 139
SMA 123, 141
Smith-Lemli-Opitz-Syndrom 152
Smith-Magenis-Syndrom 152
Smooth muscle antibodies 123, 141
Sneddon-Syndrom 109
Soluble liver antigen 123
Spastische Paraplegie 152
Spätdumping 60
Sphärozyt 32
Sphärozytose 32
– hereditäre 29, 32, 76, 132
Spinale Muskelatrophie 152
Spinozerebelläre Ataxie 152
Splenektomie 28, 31, 32, 127
Spondyloepiphysiale Dysplasie 152
Sport 91
Sprue 51, 58, 59, 135, 137, 139
Spulwurm 184
Squamous cell carcinoma antigen 226
SS-A-Antikörper 124, 140
SS-B-Antikörper 120, 141
ssDNS-Antikörper 124
Standardbikarbonat 33
Staphylokokken 182
Stauungsleber 58, 64
Steatorrhö 135
Steroidtherapie 30, 188, 211
Stiff-man-Syndrom 61
Streptokokken 78, 183
Stress 103, 133, 200
Struma 211, 226
Stufendiagnostik 2
Surfactant-Protein-B-Mangel 152
Swyer-Syndrom 152
Sympathikusstrangtumor 133
Systemerkrankung
– Antikörper 140
– hämatologische 28

T

T3 56, 211
T4 57, 211
Taenia solium 184
TAK 125
Targetzelle 32
Testosteron
– freies 125
– Gesamt- 125
Thalassämie 26, 29, 32, 46, 52, 66, 119
Thiamin 134

Sachregister

Thiopurinsensitivität 152
Thrombinzeit 126
Thromboembolie 116
Thrombophilie 23, 24
– hereditäre 152
Thrombophilie-
Disposition 152
Thromboplastinzeit 117
– (aktivierte) partielle 117
Thrombose 24, 72, 138
Thrombotisch-thrombozyto-
penische Purpura 29, 65,
153
Thrombozyt 28, 127
Thrombozyten-Anti-
körper 126
Thrombozytopathie 35
Thrombozytopenie 78, 127,
179
– heparininduzierte 29, 127
– medikamenten-
induzierte 127
Thrombozytose 82, 121
Thyreoglobulin 226
Thyreoglobulin-Anti-
körper 125
Thyreoidale Peroxidase-
Antikörper 128
Thyreoidea-stimulierendes
Hormon 131
Thyreotoxikose 30
Thyroxin
– freies 57
– Gesamt 57
Torsionsdystonie, generali-
sierte 153
Toxische Granulation 32
Toxocara 184
Toxoplasma gondii 184
Toxoplasmose 78, 158, 184
TPO-Antikörper 128
TPZ 117
TRAK 128
Transferrin 46, 129
– kohlenhydrat-
defizientes 37
Transfusions-
zwischenfall 41, 65
Transplantation 161, 186
Transsudat,
Pleurapunktat 110
TRH-Stimulationstest 211
TRH-Test 211
Trichinella spiralis 185
Trichinose 185

Triglyzeride 96, 129
Trijodthyronin
– freies 56
– Gesamt 56
Triple-Test 69
Triple-X-Syndrom 153
Trisomie 13 153
Trisomie 18 153
Trisomie 21 69, 153
Troponin T, I, kardiales 92
Trypanosoma
– brucei 185
– cruzi 185
– gambiense 185
– rhodesiense 185
TSH 131, 211
TSH-Rezeptor-
Antikörper 128
Tuberkulose 27, 30, 98, 100,
110, 136, 177, 178
Tula 166
Tumor
– gastroenterologischer 217
– gastrointestinaler 217
– gynäkologischer 218
– Hoden 219, 222
– Mediastinum 218
– Nebennierenrinde 13
– neuroendokriner 217, 218
– Nieren 27
– Ovar 220, 222
– pneumologischer 217
– Sympathikusstrang 133
– urologischer 219
Tumorhyperkalzämie 107
Tumormarker
– diagnostischer Wert 216
– Gastroenterologie 217
– Gynäkologie 218
– Indikationsstufen 216
– Pneumologie 217
– Urologie 219
Turner-Syndrom 153
Typhus 30
Tyrosin-Phosphatase-
Antikörper 131
TZ 126

U

U1-RNP-Antikörper 105,
140
Übersegmentierung 32
Ulkus, peptisches 57
Urämie 30, 35, 39, 83, 133,
138

Ureterosigmoidostomie 37
Uricult® 8
Urin
– 24-h-Sammelurin 8
– Blasenpunktionsurin 9
– Katheterurin 9
– Mittelstrahlurin 8
– Osmolalität 106
Urinporphyrin 113
Urinsediment 132
Urobilin 132
Urobilinogen 132
Urolithiasis 27
Urologische Tumoren 219
Uroporphyrin 112

V

Vagotomie 57
Valproinsäure, Einfluss von
Medikamenten 5
Vanillinmandelsäure 133
Vas deferens, Aplasie, konge-
nitale 147
Vaskulitis 138
– Nierenbeteiligung 87
Vasoaktives intestinales
Polypeptid 133
Vasopathie 33
Vasopressin 14
Vasopressin-Test 188
Verbrauchskoagulopa-
thie 24, 29, 46, 55, 56, 99,
123, 124, 131, 141
Verbrennung 17, 32, 50, 65,
91, 108, 135
Verner-Morrison-
Syndrom 136
Verschlussikterus 26, 27, 49,
61, 64, 95
VIP 133
Virusdiagnostik, direkte 159
Virusinfektion 28
Viruspneumonie 100
Vitamin A 134
Vitamin B_1 134
Vitamin B_6 135
Vitamin B_{12} 135, 210
– Resorptionstest 209
Vitamin-B_{12}-Mangel 72
Vitamin D_3 136
Vitamin K 137
Vitiligo 81, 108
VMS 133
Vollblut, Röhrchenzusatz 7
Volumenmangel 106

Von-Hippel-Lindau-
  Syndrom 153
Von-Willebrand-Faktor 138
Von-Willebrand-
  Syndrom 35, 53, 138

W

Warfarin-Sensitivität 153
Wegener-Granulomatose 22
Westernblot 158
Willebrand-Faktor.
  Siehe Von-Willebrand-
  Faktor
Williams-Beuren-
  Syndrom 153
Wilson-Syndrom 40, 49, 91, 149
Windpocken 44
Wiskott-Aldrich-
  Syndrom 29, 127
Wolf-Hirschhorn-
  Syndrom 153

X

Xylose-Test 213

Z

Zellzerfall 82
Zentriol-Antikörper 138
Zentromer-Antikörper 139
Zervixkarzinom 218, 223, 224, 226
Zieve-Syndrom 119
Zink 139
Zirrhose, primär biliäre 19, 21, 22, 64, 76, 78, 93, 123, 140, 221
Zöliakie 51, 58, 59, 135, 213
Zollinger-Ellison-
  Syndrom 210
Zyklusstörung 95, 115
Zystenniere 27
Zystische Fibrose 153
Zystizerkose 184
Zytomegalie 30, 32, 78, 82, 100
Zytomegalievirus 186
Zytostatika 67, 100, 103, 119
Zytostatikatherapie 29